CORONA UNMASKED

計画された！コロナパンデミック

勇気あるドイツ人科学者の告発

［著］
スチャリット・バクディ／カリーナ・ライス

［監修・解説］
大橋 眞

［訳］
字幕大王
リーシャ
鄭 基成

SEIKO SHOBO

計画された！コロナパンデミック

はじめに

読者の皆様へ

誤解を恐れずに言えば、これはポピュラーサイエンスの本です。医学雑誌などを、日常的には読まない人のために書かれています。

本書の著者である私たちは科学者として、この1年以上、自由になる時間のほとんど全てを〝コロナ〟というテーマだけに費やしてきました。私たちは、世界中の高名な医師や科学者と絶えず交流し、根拠のある研究から実証的情報を得ています。しかし、それらの結果を一般の人々が見聞きすることはほとんどありません。

そのため、多くの人々が今でも不安や恐怖を感じながら生活していいます。政治も、責任ある政府当局も、報道機関も、正しい情報を提供せず、誠実に対応しているとは言えません。

あと何回、感染の波が来るのか？

ワクチン接種さえすれば救われるのか？

このパンデミック〔感染爆発〕はいつになったら終息するのか？

私たちは、本書が完全なものだとも、唯一無二の真実を伝えるものだとも言うつもりはありません。私たちは、実際の状況について正しく判断するためには、主要なメディアが伝えない、だが、絶対に知っておかなければならないことについて指摘したいと考えています。誰もが自分の意見を持つことができるように、そのための客観的な判断材料が与えられるべきです。

私たちは政治的な意見を述べるつもりはありません。私たちは右でも左でも、上でも下でもありません。根拠のないパニックを広めるのではなく、人々の役に立ち、事実に目を向ける科学に従うべき立場にあります。科学及び医学によって知り得たことは、人々の健康のために用いられ、人々を害から守るものでなければなりません。

私たちにとって大切な人が亡くなるのは、いつも悲しいことです。誰であれ、その人を喪《うしな》うことには痛みを伴います。とはいえ、死は人生の一部であることを忘れてはなりません。

死を恐れるあまり、人間らしく生きることをやめたとき、私たちには何が残るでしょうか。

人生には様々なリスクがつきものですが、全体を見失ってはいけません。本書がその一助となることを願っています。

私たちは事実に基づいた議論をしたいと考えています。そうすることで、人と人とが反目《はんもく》することなく、たがいに異なる意見を投げかけ合うことが可能になるのです。

私たちは、最初の本『*Corona Fehlalarm?*』〔邦訳『コロナパンデミックは、本当か?』日曜社〕でいくつかの基本的な説明をしました。ここでは、それらについて詳細な説明を繰り返すことはしません。

むしろ、それ以降に明らかになった新しい事実や数値、背景について明らかにしたいと思います。そこからどのような結論が導き出されるかは、読者の皆様の判断に委《ゆだ》ねます。

スチャリット・バクディ
カリーナ・ライス

＊本文中、（　）内は原著者による注記、〔　〕内は訳者による注記、（1）から（277）の数字は巻末に一覧を掲載した参考文献の番号です。

もくじ ■ Inhalt

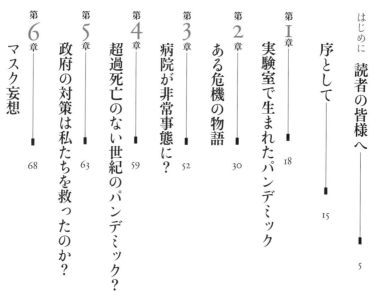

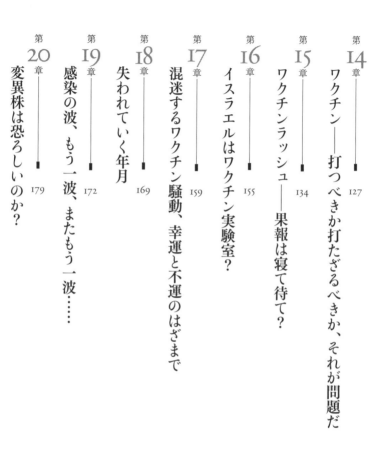

〔装幀〕フロッグキングスタジオ
〔本文ＤＴＰ〕ホープカンパニー

序として——■

２０２０年5月に私たち著者は、『コロナパンデミックは、本当か？』という本を書きました。次から次へとロックダウン〔都市封鎖〕を繰り返すことのないように、議論を喚起するためです。

政治家たちが「世紀の大惨事」と表現した危機の中で、私たちの社会を守るための最善の解決策を見出すために、様々な分野（医療、看護、経済学、心理学、社会学など）の専門家が一堂に会して話し合うことが期待されました。

しかし、真剣な議論の場は設けられず、事態は残念ながら別の方向に進んでしまいました。私たちはそれどころか、少し前までは夢にも思っていなかったような「ニュー・ノーマルな日常」と言われる状況の真っ只中にいるのです。

警察官は、公園や子供の遊園地で、子供に付き添っている親が本当に一人だけなのか（両親が付き添うことが禁じられているため）、誰かの顔からマスクがずれ落ちていないかを確認するために時間を費やしています。

雪の多かった2020／21年の冬は、リュージュ《そり》のコースが閉鎖され、もし誰かが滑走しようとすれば、リュージュは没収されることになりました。雪合戦を〝扇動した〟という理由で、2人の若者が1万1000ユーロ〔約143万円〕もの罰金を支払わされました。世間的には、彼らは犯罪者と同列視されるのです。

仕事熱心で義務感の強い、ある女性の高齢者介護士が、始業時間よりも少し早めに仕事を始めたところ、外出禁止がまだ解かれていないという理由で、彼女は340ユーロ〔約4万4000円〕の罰金を払わされることになりました。

デュッセルドルフでは、路上で立ち止まることが禁止されています。散歩するのはいいけれども、公園のベンチで休んだり、立ち止まったりしてはダメ！　たとえそのあたり一帯に人っ子ひとりいなくても、絶対にダメ！　治安局の人間が目を光らし、罰金のチケットを忙しそうに配っています[1]。

言うことを聞かない者には、体に思い知らせるしかない。電車の中で、10歳の自閉症の子供がマスクをしていないという理由で、その子を叱責し殴った男は、文字通りこのことを実践したのです。彼にとって大事なことは、「態度を示す」、それも正しい態度を示すということなのです。

物事の意味とか事実などはもはや問題にはならないのです。かなり狂信的な宗教戦争が、社会を、友人の輪を、家族を分断しています。

このような出来事を見るだけでも、現在進行していることをもう一度見直すための十分な理由になります。

なぜなら、次の世代がいつか私たちに尋ねるでしょう。

なぜこんなことが起こってしまったのか——と。

第Ⅰ章

実験室で生まれたパンデミック

コロナ危機は、現代医学の原則や知見が無視され、また拒絶された結果がもたらした、悲劇的結末を示す衝撃的な〝証言者〟といえます。

これまで感染症の診断は、病歴と診察に基づいて行われてきました。臨床検査は、鑑別診断や治療法の決定などに役立つ場合に、追加的に行うことはあり得ます。しかしそれ以外では決して使われることはありません。

例えばタイでのバカンスから帰国する場合、熱がなければ空港でマラリアの検査を受ける必要はないのです。

コロナ危機の中で、この鉄則が、歴史上初めて破られてしまいました。診断の中心的な役割を担うのは、〝人間〟ではなく〝検査結果〟に替わったのです。

世界中で同じことが行われました。仮に、実験室での検査が信頼できるものであり、スーパーキラー・ウイルスの検出が的確だったために、このような事態になったというのであれば、そのやり方はまだ理解できたかもしれません。しかしそうではなかったし、今もそうではありません。

さらに悪いことに、実験室での検査は多くの誤った結果をもたらし、世界を混乱させています。

中国・武漢では、２０１９年12月に新たな肺疾患《はいしっかん》が発生したと報告されました。２０２０年1月12日、遺伝子配列が発表され、それに基づきベルリン・シャリテのウイルス学研究所長であるクリスチャン・ドロステンが検査プロトコル《手順書》を作成し、1月23日に発表しました(2)。

その後まもなくして、SARS《サーズ》－CoV《コヴ》－２〔新型コロナウイルス〕を検出する最初のRT（real《リアル》 time《タイム》）－PCR検査キットがドイツで発売され、その後も他の検査法が次々と市場に登場しました。

いずれもCOVID《コヴィッド》－19〔新型コロナウイルス感染症〕疾患の診断検査としては承認されておらず、本来は体外（in《イン》 vitro《ヴィトロ》）診断目的で診断補助としてのみ使用されるべきものです。

したがって、検査薬メーカーの添付文書には、「このキットは、感染症例の確定や除外の基準としては使用できません」という注意書きがあるのが一般的です。

それにはもっともな理由があるのです。その間、22人からなる科学者グループが詳細な分析結果を発表し、ドロステンの検査プロトコルの重大な誤りの根源を指摘しています(3)。

私たち科学者の立場からすると、全ての陽性者が「感染者」として登録され、全ての死亡者が、存命中の検査結果が陽性だった場合には、「コロナ死」として記録されるのは許しがたいことです。

PCR検査の致命的な不確実性

PCRの発明者、故キャリー・マリス〔米国人生化学者〕は、その功績によりノーベル賞を受賞しました。この方法は研究には欠かせないものとなり、無数の問題を解決するために使われています。しかし、ある分野ではそうではありません。

マリスは、医療診断において、自分の手法を過大評価しないよう常に警告していました。その理由は、この方法は感度が高すぎて、偽陽性《ぎようせい》の結果が出てしまう可能性があるからです。そのため、診断を下す際には、常に臨床的判断を最優先することが重要です。

検査では、化学反応を繰り返すことで、遺伝物質の短い断片（配列）を選択して増幅します。配列は、無傷のウイルスと分解されたウイルスの両方に由来します。また、個々の配列は、他のウイルスやバクテリアからも見つかる可能性があるため、複数の配列を解析し、総合的に評価することが重要となります。各ラウンド（サイクル）では、配列の複製化が行われます。

ここで、PCRを使ってお金を増やすことを想像してみましょう。つまり、1ユーロ〔約

130円〕あるいは1セント〔約1・3円〕のお金を、最終的に100万ユーロ〔約1億3000万円〕という夢の目標（幸せの閾値《しきいち》）に達するまで増やすのです。

1ユーロから始めた場合、何ラウンド後に閾値〔境界線となる値〕に達するでしょうか？答えは「20」。では、1セントでは？　答えは「27」。

お金を増やすための幸運の閾値（PCRではサイクル閾値、Ct＝cycle《サイクル》 threshold《スレッシホウルド》と呼びます）は「20」か「27」。これには意味があります。つまり、最初の持ち金が少なければ少ないほど、お金を増やすためにより多くのラウンドをこなす必要があり、したがってCt値が高くなるのです。

コロナのPCR検査では当初、塗抹《とまつ》標本（スワブ）を陽性と評価するには、Ct値は何サイクルが適当であるかを判断するためのガイドラインがありませんでした。そのため、検査の〝目盛りを調整〟する必要がありました。つまり、Ct値を感染性ウイルスの数と関連付けなければならなかったのです。

例えば、アルコールがなければ呼気検査の目盛り調整はできません。同様に、ウイルスがいなければ、PCR検査も調整できないのです。

検査プロトコルが開発された当初、ドロステン研究所にはウイルスが無かったという事実はほとんど知られていません。検査陽性を判定するためのCt値の上限は、世界中で使用されているドロステン・プロトコルだけでなく、後継のどの検査についても、確立はおろか、特定すらできずに今日に至っています。

ドロステン・プロトコルにより、検査では45サイクルが実施されました。また、各陽性反応はＣＯＶＩＤ－19の症例として記録され、Ct値の最大値を45としたことで、多大な影響を及ぼす結果となったのです。

この検査の問題点は、事実上何も存在しない場合でも、無意味なウイルスの最小の断片でも、何でも検知可能であることです。人間の灰を元の生きた人間に戻すことはできません。

例えば、犬の毛を見つけたと想像してみてください。その毛は何度でも増やせるものの、結局は新しい犬は手に入りません。それでもなお、国家は、犬が「確実に存在する」として、犬税を課すのです。

こうして、健康な人が隔離されることになったのですが、これはちょうど、呼気検査の結果、リンゴジュースを一口飲んだだけ（アルコール度数は最高でも０・38％）なのに、飲酒運転だとされて、運転免許を取り消されるようなものです。

２０２０年4月末に初めて、妥当な基準となる科学論文が発表されました。それは「Ct値が33～34以上の検査は原則として陰性とみなす」というものでした(4)。

今日に至ってもなお、ドイツや他の国ではこの事実は無視されており、毎日のように「新たな感染者」数が発表されています。これは単なる検査結果であって、感染そのものを証明する結果ではありません。

感染は感染症と同義語ではない

細胞への感染は、必ずしも病気を意味するわけではありません。例えば、ヘルペスウイルスの多くは、本人が気づかないうちに感染し、体内で生存しています。著者の私たちもそうで、世界の人口のほぼ100％がそうなのです。

体調不良は、主として2つの原因で起こります。

①ウイルスによる細胞機能の障害によるもの、および／または、
②ウイルスに対する免疫反応による細胞機能の障害によるもの。

ウイルスによって引き起こされる細胞の機能障害の最も単純な例は、細胞死です。例えば、感染した細胞内でインフルエンザウイルスが激しく増殖すると、定期的にこのような現象が起こります。そのため、インフルエンザウイルスが気管支や肺に感染すると、定期的に病気になります。

ただし注意すべきは、「インフルエンザ」という言葉を、多くの人が聞きなれている「流行性感冒症」（「風邪《かぜ》」）と混同してはならないということです。

インフルエンザは、コロナや風邪のウイルスとは全く異なる種類のインフルエンザウイル

スによって引き起こされる病気です。〝本物〟のインフルエンザは、高熱、悪寒《おかん》、手足や関節の痛み、肺炎などを特徴とする、常に深刻な重症の病気です。

インフルエンザウイルスとは異なり、コロナウイルスは増殖しても必ずしも宿主の細胞が死滅するわけではありません。そのため、感染しても無症状、あるいは軽い症状ですむこともあります。

重い症状は主として、ウイルスによる細胞への攻撃に対する免疫反応によって引き起こされます。昔の医学者の教えによると、炎症は以下のラテン語、calor《キャロア》（体温上昇）、rubor《ルーボア》（血液流入量の増加による赤み）、dolor《ドゥラ》（痛み）、functio《ファンクシオ》 laese《リース》（機能障害）が示す典型的な徴候を伴って起こります。

血流が増えることで、免疫細胞（白血球）や防御物質が運ばれてきます。白血球には、主に貪食《どんしょく》細胞（ファゴサイト）とリンパ球があり、リンパ球は、Bリンパ球とTリンパ球の2つに大別されます。

貪食細胞の主な役割の一つが、異物を取り込むことで、細菌を食べて破壊します。一方、Tリンパ球は、ウイルスから身を守る役割を担っています。キラーTリンパ球は、ウイルスに感染した細胞を探し出して破壊します。これにより、ウイルスの複製が停止し、感染が停止します。

その結果、傷ついた細胞が生まれ変わります（治癒《ちゆ》します）。人は健康になり、熱や病気の症状が減り、ウイルス工場が徐々に破壊されてウイルスの数が減るため、ウイルスの攻撃が撃退されます。ここで重要なのは、「感染量」というものがあるということです。

つまり、1個のウイルスが人に感染して病気になるわけではなく、病気を起こさせるためには、病原体によって一定の臨界量や臨界数が必要になるのです。例えば、1セントでパンを買うことはできません。限界量を下回ると、感染——病原体の侵入と増殖——が停止してしまうのです。

この単純な事実は、昨今では忘れられている感染症の基礎知識の一つです。

■病気であるか、病気でないか、それが今の問題

ウイルスが呼吸器官に感染することで、かならず病気になるのかという問題が注目されています。インフルエンザの場合、この疑問に対する答えは、基本的にはその通りです。

つまり、インフルエンザが重症化するのは、ウイルスが主に喉頭《こうとう》から下の気道（気管支と肺）の細胞を攻撃することにより、細胞が破壊されるからです。

そう言えるための科学的根拠は？

もちろんあります！　症状がない人の場合、鼻腔《びくう》や咽頭《いんとう》で採取した綿棒からウイルスが検出されることはほとんどありません。これは、症状のない人から他の人に感染しないことと矛盾しません(5)。

コロナウイルスの場合は、いくつかの点で状況が異なります。

このウイルスは、鼻咽腔《びいんくう》に容易に感染します。このような感染症は、通常は無症状で、くしゃみはするかもしれませんが、熱や咳は出ません。ウイルスが深部気道に届いて初めて、明確な症状が現れます。ウイルスが気管支に到達すると、咳、時には発熱が起こり、肺に到達すると肺炎になり、重篤《じゅうとく》な症状を伴うことがあります。

コロナウイルスが病気の症状を引き起こすことなく上気道に感染することは、かなり以前から知られています。

ある野外調査では、2つのグループの子供たちの喉《のど》から、従来型のウイルス5種類の変異体が検出されました。一方のグループは風邪の症状があり、もう一方のグループは全くの無症状でした。ウイルスは、概して症状のある子供から多く検出されたものの、健康な子供からも検出されました。また、あるコロナウイルスの変異種は、両方のグループで同じ頻度と負荷で発生しました(6)。他の複数の研究でも、完全に健康な被験者の0・5%からコロナウイルスが検出されています(7)。

このことから重要な結論が得られます。

コロナウイルスは「無症状感染」を引き起こす可能性があり、一定期間、ヒトはウイルスを保有し、複製することも起こり得ます。この間に、ウイルスが鼻咽腔から深部気道に移動して、症状を引き起こす可能性があります。

この「自己感染」の原理は、最近ではよく知られています。肺炎球菌《はいえんきゅうきん》は、健康な人の咽頭粘膜に広く存在し、気管支や肺に侵入して初めて危険な状態になります。重症肺炎になると高齢者ではしばしば致命的となります。

涼しい季節や寒い時期に、暖かい服装をすることが重要なのはなぜでしょうか？　低体温で悪寒を感じる場合、嚥下《えんげ》反射がうまくいかないことがしばしばあります。喉から出た少量の体液が気管支や肺に入ってしまうのです。文字通り、「風邪を引く」ことになり、肺炎になることもあります。

要約すると次のようになります。コロナウイルスが世界的に広がっているのは、まさに宿主を重症化させないからです(8)。〝古い〟コロナウイルスの1つを治験ボランティアに投与した実験では、被験者の半数が風邪ウイルスの感染に匹敵する従来型の風邪の症状を呈した一方で、他の被験者は全くの無症状でした。

全体としては平和な共存状態にあるので、無症状の人からウイルスを探すことは無意味であり、ましてや陽性検出の場合、Ct値が考慮されないとなれば、感染しているかどうかについてはっきりしたことは言えないのです。

新型コロナウイルス「SARS-CoV-2」はどうでしょうか？　確かによく似ています！　なぜなら、このウイルスの受容体である「ACE《エース》-2」は、あらゆる体内組織に広く分布しており、鼻咽腔粘膜の細胞にも存在しているからです。

ウイルスを吸い込んだ場合、否応《いやおう》なく鼻咽腔で止まるため、気づかないうちにそこで増殖していきます。鼻咽腔の細胞は常に新しく生まれ変わっています。感染しても影響はなく、自然治癒《ちゆ》するので、免疫システムの介入は必要ありません。発熱もなく、免疫細胞の動員もなく、炎症もありません。ウイルスが気管支や肺などの深部気道《きどう》に到達しない限り、感染は影響のない状態で進行します。

ただし、SARS-CoV-2には、鼻咽腔の神経細胞に感染するという特異性があります。嗅覚《きゅうかく》器官への攻撃は科学的にも見事に証明されており、COVID-19の患者が嗅覚を失ったことの説明にもなっています(9)。もし、口腔内の他の神経にも同様のことが起きれば、多くの人々に見られた味覚障害の原因になるかもしれません。

プラス面として分かったことは、感染症を克服すると、時間はかかっても嗅覚や味覚は戻る、ということと、神経への影響が比較的限定的だということです。

現在では、SARS-CoV-2に感染しても、大半が無症状であることが明らかになっています。重症化し、「生命を脅かす肺炎」を起こすのは比較的まれです。

このような症状は、心疾患や肺疾患、肥満、糖尿病、高血圧、認知症などの既往症を持つ高齢者に多く見られます。米国疾病予防管理センター(CDC)によると、米国における「COVID-19犠牲者」のうち、既往症のない人はわずか6%であり(10)、ドイツでは約1%に過ぎませんでした(11)。

しかし、高齢者に重い持病がある場合、SARS－CoV－2に限らず、あらゆる呼吸器感染症の病原体による生命の危険があります。呼吸器感染症の病原体には、従来型のコロナウイルスやインフルエンザウイルス、肺炎球菌などの細菌も含まれます。危険性が小さいと思われていた風邪のウイルス（ライノウイルス）でさえ、致命的な肺炎の原因にもなり、高齢者ではインフルエンザウイルスよりも死亡者数が多いこともあります(12)。

ドイツでは毎年、約10万人が呼吸器系感染症で亡くなります。ロベルト・コッホ研究所（RKI＝Robert Koch Institut《インスティトゥート》（日本の国立感染症研究所、米国のCDCに相当））の公式統計によると、2020年にはドイツ国内で4万人弱の人がCOVID－19で死亡しているとのことです。亡くなった方の中に自分の親戚や友人がいれば、なおさら心配になるでしょう。

しかし、実際には、誤った分類（高過ぎるCt値）や「死因」の定義変更により、その数は大幅に下方修正されなければならないでしょう。

今日では、実際にはインフルエンザや細菌性肺炎（肺炎球菌が原因）で亡くなった人や、癌《がん》で亡くなった人が、PCR検査が陽性であれば誰でも――例えば、Ct値が30をはるかに超えている場合、これは死因がCOVID－19ではないにもかかわらず（！）――「コロナ死」として登録されます。

そうなると、SARS－CoV－2の恐怖は、完全に誇張されたものであり、何の根拠もないことが誰の目にも明らかでしょう。

第2章 ある危機の物語

この1年余り、世界中の話題はただひとつ。それは、コロナです。それ以外は、まるでないかのようです。コロナは、私たちの日常を支配し、社会を分断し、ここしばらくは、未来を決定づけようとしています。なぜこのようなことが起こったのでしょうか？

パンデミックのシナリオ

現在では広く知られているように、世界保健機関（ＷＨＯ）は２００９年に、「パンデミック〔感染爆発〕」の定義を正当な理由なく変更しました。それ以前は、ＷＨＯのウェブサイトには「パンデミックは非常に多くの死亡者や疾病《しっぺい》を伴うものである」という説明がありました(13)。専門家でなくても何となく納得できそうな考え方です。

しかし、新しく定義されてからは、「パンデミックとは新しい病気が世界的に広がること」

となっています。それが新種の風邪であろうと、人類の大部分を絶滅させる病気であろうと関係ないのです。

ＳＡＲＳ－ＣｏＶ－２は、「ドアのノブ」（スパイク／スパイクタンパク質）が従来のものから変化しているため、新しいウイルスとして命名されました。このウイルスによって引き起こされる肺炎は、これまたありもしない理由で「ＣＯＶＩＤ－19」という特別の名前が与えられ、新しい病気が生まれたのです。

人々はこのウイルスに対する免疫を持っておらず、これは全く新しいものであるため、未知で潜行性のあるものだというニュースが流されました。

パンデミックを宣言するためのシナリオは完璧だったのです。

２０２０年1月末、ドイツで最初の患者が確認されました。3月11日、ＷＨＯはパンデミックを宣言します。3月18日、ドイツのメルケル首相がテレビ演説で「私たちは歴史的な課題に直面している」と発表。「私たちの常識、国民の生活、社会的連帯感、これら全てがかつてないほどに試されるでしょう」[14]

まるで予言のような声明です。

最初のロックダウン

ドイツは２０２０年3月23日に最初のロックダウン〔都市封鎖〕に入りました。現在は在宅勤務と育児との両立が国の課題で、人どうしの接触制限も続いています。これは全て、「疾病を抑え込む」というスローガンに従うものです。

大きな懸念として、COVID－19の患者が殺到して医療システムが崩壊してしまう事態があります。最終目標はこう宣言されました。「重要なR値（Reproduction《リプロダクション》 Value《ヴァリュー》＝実効再生産数）は1以下でなくてはならない！」と――。なるほど。しかし、ロックダウンの時点ですでに1を下回っていたのですから、まあ気にしないことにしましょう(15)。

3月25日、ドイツ連邦議会は「国家的規模の流行状況」を宣言します。この判断はどのような科学的基準に基づいているのか、また、この状況が再び解除されたときには、それはどのように定義されるのか。この点については、連邦議会の科学資料部の資料に次のような文章があります。「決議を除けば、流行状況を想定するために満たさなければならない要件は他にはない」とした上で、次のように述べているのです。

「したがって、ドイツ連邦議会は流行状況を宣言するための独自の基準を自由に設定することができる。（……）連邦議会の決定は、それゆえ、流行状況を実際に想定し得るかどうかにかかわらず、権威あるものとなる」(16)

「独自の基準」なるものは、それ以上の定義がなされていないのですが、実際に緊急事態が発生しているかどうかは関係ない、というのでしょうか？　これでは恣《しい》意的な判断のための歯止めがないも同然です。

そうならないためにも、善意で行動する普通の人なら、連邦議会や連邦政府が専門家にアドバイスを求めることを期待するはずです。特に、ロックダウンや基本的権利の制限といった広範囲にわたる決定については、想定される事態に対して、起こり得る経済的・社会的リスクを、事前に慎重に比較検討していたはずではないでしょうか。

5人の著名な教授たちによるこの問題に関する質問への答えが秀逸です。いわく、「いいえ、考量する材料も学際的な専門家チームも存在しなかった。あったのは、ロベルト・コッホ研究所（RKI）の状況報告書だけだった」。

しかし、その中にはリスクとベネフィット、つまり功罪について考慮した人は一人もいなかったのでしょうか？　もちろんいました。内務省顧問のステファン・コーンが、自らの責任で、起こり得る副次的被害について専門家の意見をまとめたのです。ゼーホーファー連邦内務大臣はコーンを直ちに解任しました。これは良い判断とは言えません(17)。

4月末からは、人との距離を保つためにマスクが義務付けられました。正式には、AHA（Abstand《アップシュタント》＝距離、Hygiene《ヒュギエーネ》＝衛生、Alltagsmasken《アルタークマスケン》＝日常的マスク）です。その代わり、博物館、図書館、動物園などの多くは5月初旬に再開が許可され、遊園地や運動場も状況に合わせて再開され、7月初旬には、幼稚園や保育園が通常営業に戻されました。

さあ、このまま行こう！　ただし、サイドブレーキを引きながら……。

6月初旬、連立政権の委員会が景気対策を決定しました。その53項目めには、「コロナパンデミックは、国民にワクチンが用意された時点で終息する」(18)。

これは驚くべきことですが、それは単に「ワクチン」という言葉が大きく書かれているからではありません。パンデミックの終息とは、伝染病の蔓延《まんえん》や関連する病気と関係があることではないでしょうか？

もちろん、ワクチンは理論的にはその役割を果たしますが、SARS《サーズ》やMERS《マーズ》のときのように完全に失敗することもあり、その場合はコロナパンデミックの中で永遠に生き続けることになるのでしょうか？　あるいは、ワクチンが正式に承認されるまででしょうか？

そのワクチンが確かに有効で、安全か、はたまた安全ではないか、にかかわらず――。

パンデミックの恐ろしさが実感できない

世紀のパンデミックは、報道で言われているよりもはるかに無害に進行しています。幸いなことに、予測されていたような「死体の山」は街中にはありません。それどころか、医療システムに負担がかかるような兆候も見られません。

ドイツでは、2020年3月から5月にかけて、国内の約1200の病院と約4万8300の医科・歯科診療所が、合計約41万人の従事者を対象とした短時間勤務を発表しました(19)。この状況は、オーストリアやスイスなどでも同様で、ベッドは空っぽで、コロナの患者は離れていき、コロナ以外の病気の治療は延期されています(20)。

2020年6月中旬、イェンス・シュパーン保健相は「ベルリンからのフォローアップレポート（Nach-Bericht aus Berlin）」で、夏に何百万回ものコロナ検査をしたくない理由を説明しています。問題は「有病率」、つまり特定の時期にどれだけの頻度で病原体や病気が発生するかということです。稀《まれ》にしか発生しないものは、検出誤差が大きくなるのです。

シュパーン保健相の説明です。

「今、私たちは検査のしすぎで偽陽性が多くならないように注意しなければなりません。まず、2つの曲がり角を考える必要があります。なぜなら、検査の精度は100％ではなく、わずかではありますが誤差もあるからです。もし、全体的な感染率が下がり続けているのに、同時に何百万人もの人に検査を拡大したら、突然、実際の陽性よりも偽陽性が多くなってしまいます」(21)

そう言いながら、実際はどうだったか？　この後数週間で、検査数は週に約40万件から、100万件以上に増加することになったのです（37ページの上のグラフ参照。データはRKIの状況報告書より）。

その後どうなるかは、シュパーン保健相が完全に理解しているだけでなく、すでに2014年にウイルス学者のドロステンも『ヴィルツシャフツ・ヴォッヘ』（ドイツの週刊ビジネス雑誌）で詳しく説明している通りです。

彼は、SARS-CoV-2の異母兄弟であるMERS《マーズ》のPCR検出に関して、「この方法は非常に感度が高く、このウイルスの遺伝分子の一つひとつを個別に検出することができます。例えば、看護師が体調を崩し、何も気づかないまま、たまたま1日だけこのような病原体が鼻粘膜を飛び回る中にいたとしたら、その人はいきなりMERS患者になってしまいます。以前は、報告されるのは瀕死の病人でしたが、今では突然の軽症例や、実際には完全に健康な人も報告統計に含まれています」と説明しています。

まさにその通り！　唯一違うのは、SARS－CoV－2も同じだということです。つまり、夏の間、何千人もの健康な人々が全く無意味に隔離されてしまったのです。コロナウイルスがほとんどいないことが分かっている時期に、です(22)。

2020年5月中旬から、SARS－CoV－2ウイルスも〝夏休み〟に入りました。これは、患者が呼吸器感染症を発症した際、診療所から定期的に送られてくる「センチネル・監視《センチネル》サンプル《標本》」にも表れていました。夏の間、これらのサンプルからはSARS－CoV－2ウイルスは検出されなかったのです。

これについては、検査数が大幅に増加したにもかかわらず、陽性者が増えなかったことからも分かります。検査結果が陽性であった割合は、暦年の20週目から40週目（5月中旬～9月末）では2％以下でした（次ページの下のグラフ参照。データはRKI状況報告書）。

では、SARS－CoV－2ウイルスが存在しない場合、RT－PCR検査でSARS－CoV－2ウイルスが検出される可能性はどのくらいあるのでしょうか？

検査回数は数週間で40万から100万件に増えた

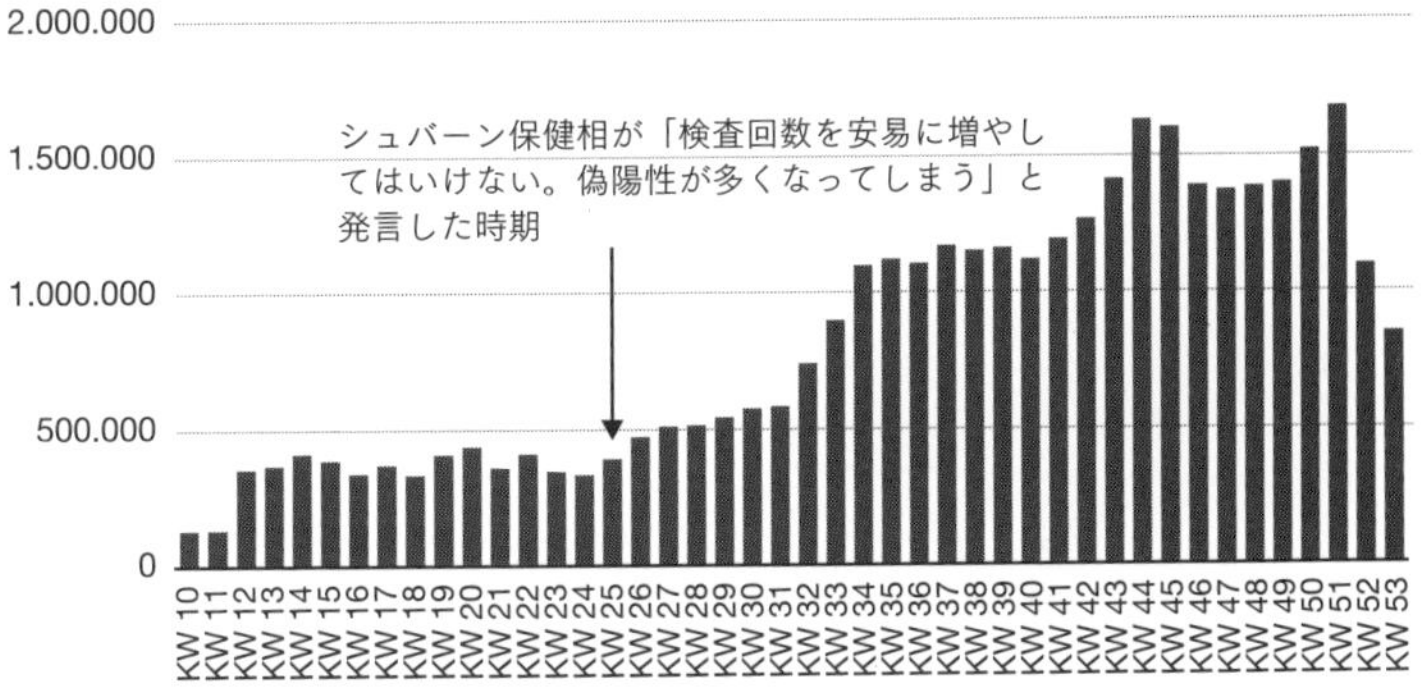

ドイツでの週間PCR検査回数の推移（KW＝暦週）
（出典：RKI状況報告書）

新型コロナウイルスは〝夏休み〟に入った

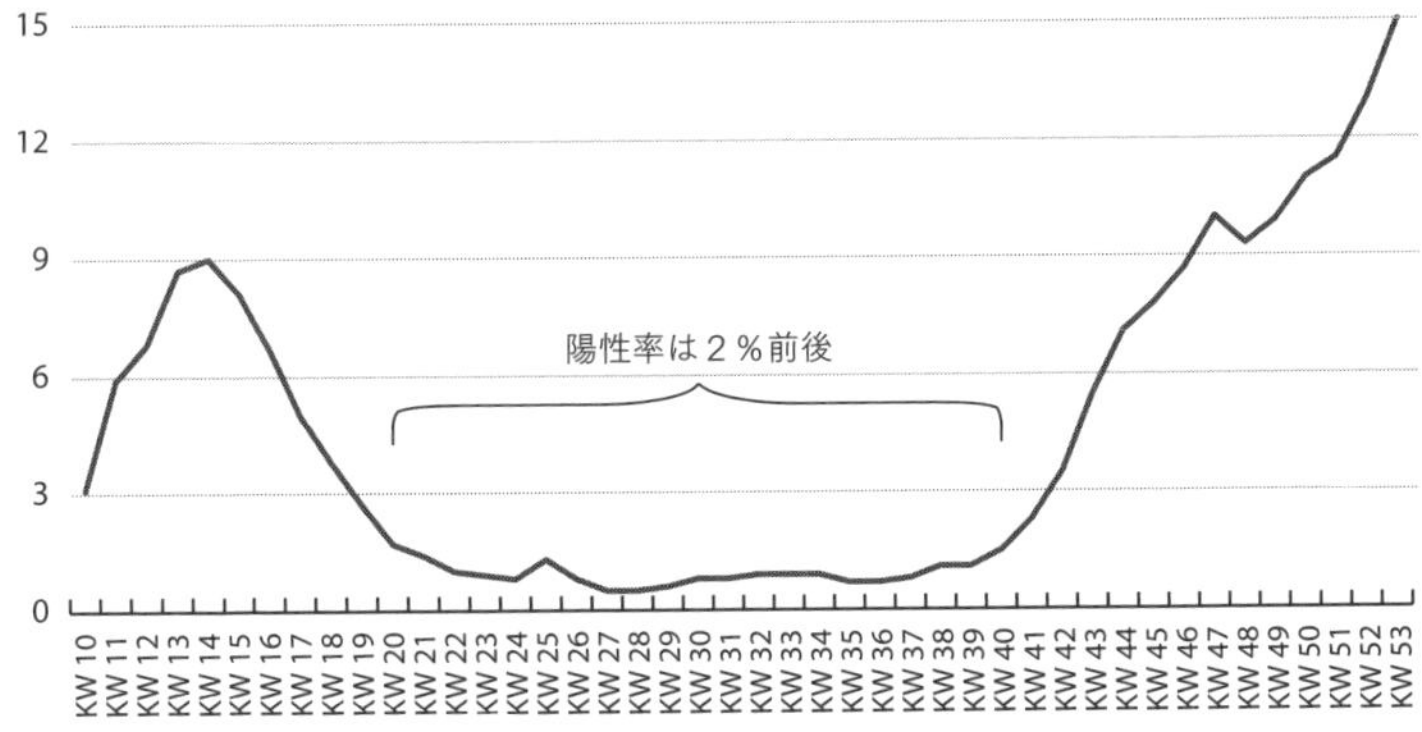

ドイツにおける週間検査での陽性率の推移（KW＝暦週）
（出典：RKI状況報告書）

「ファクトチェッカー」は、このような質問については、メーカーの情報を参照するように言うでしょう。いわく、「この検査は100％信頼できます。そういう質問は、中古車を購入する際、車の販売店に、隠された欠陥について尋ねるようなもの。本当に信頼できる情報は、外部の検査官に頼んで初めて得られるものです」。

RT－PCR検査も同じです。ある「外部品質管理」によれば、標準的な検査室では、エラー率が約0・5～2％という結果が出ました。標準的な検査室でこのような結果です(23)。この割合を超えない限り、バックグラウンドノイズ《背景の雑音》の中にいると考えるのが妥当でしょう。

しかし、それ以外にも様々な要因があります。例えば、高い処理能力で検査が行われていること、高速道路のサービスステーションでは標準的な検査室の条件が維持できないこと、などなど、エラーが入り込む可能性が充分にあるのです(24)。

「第2の波」の幻影

メディアと政治からは、違ったイメージが拡散されました。検査数が増えたおかげで、国民に見せられたものは、検査数の増加に伴って増えた感染ではなく、単に感染が増えたように見えるグラフ（次ページの棒線グラフ、アミ掛け部分）でした。

ザクセン州のミヒャエル・クレッチマー首相は、7月末の時点ですでに、「感染症の第2波が来る」と警告していました(25)。

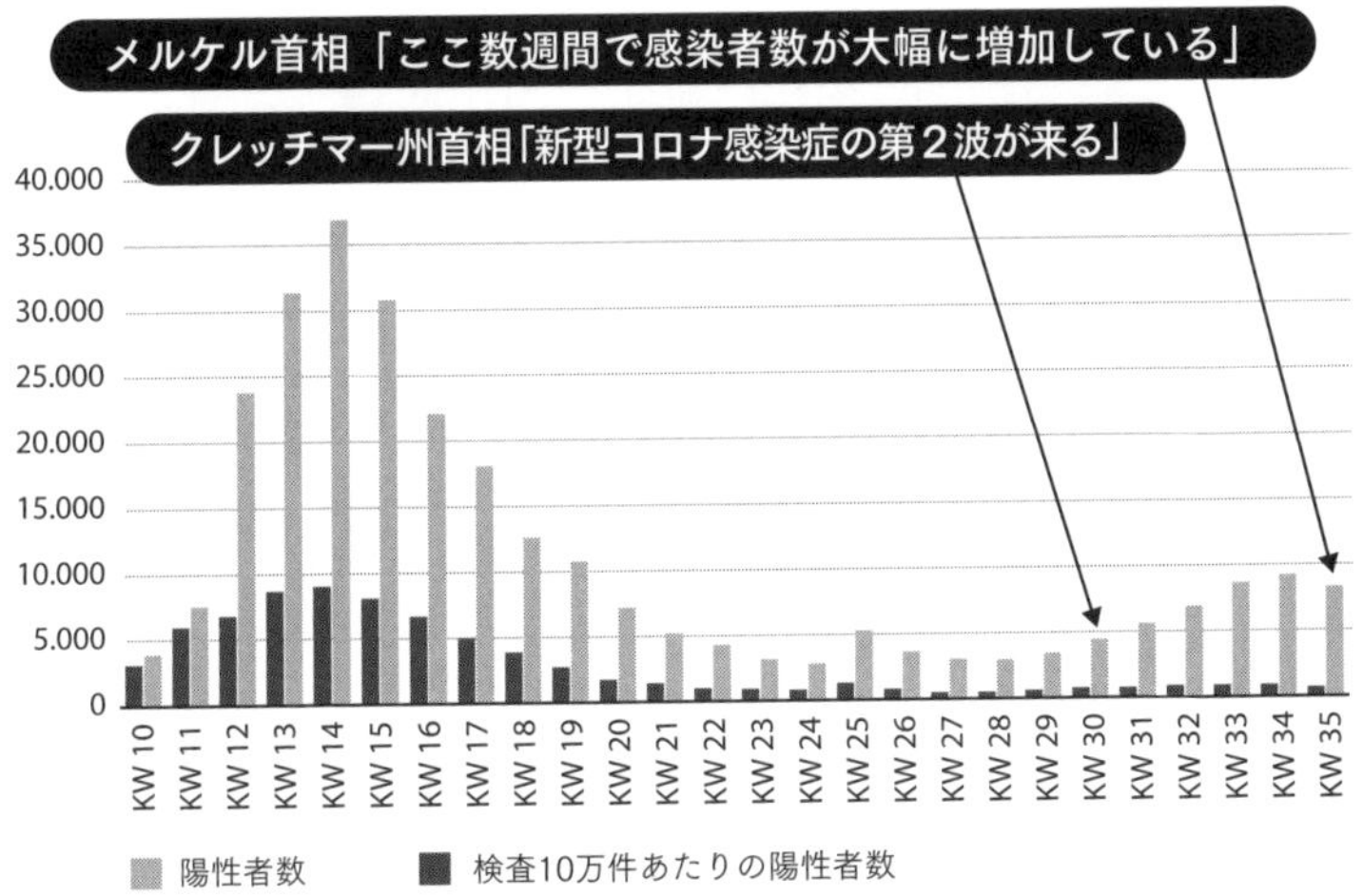

ドイツでの陽性者数の推移（KW＝暦週）
（出典：RKI状況報告書）

メルケル首相は8月末に行われた夏の記者会見で次のように発言しました。「私たちはこのウイルスと長く付き合っていかねばなりません。そのため、私の基本的な姿勢は、警戒と注意の姿勢です。特に、ここ数週間で感染者数が再び大幅に増加している今こそ、それが求められているのです」(26)

この数字は、検査の増加を考慮したものではありません。にもかかわらず、一般の人々にはこうした基本的な事実が伝えられていません。もし数字が正しく表示されていれば、つまり検査数との関係が正確に表示されていれば（上の棒線グラフの黒色部分：検査10万件当たりの陽性者数）、感染者数が増加していないことも、第2波が来ていないことも明らかだったはずです。

しかし、私たちは衛生上のルールを守らな

ければならないと、呪文《じゅもん》のように厳しく教え込まれるのです。たとえ邪悪なウイルスなど存在さえせず、感染症もなく、COVID－19の患者も事実上いないとしても？

しかしそんなことはどうでもいいのです。ロベルト・コッホ研究所のヴィーラー所長が記者会見で述べている通りです。「これらの規則こそ標準であるべきです。規則を疑ってはいけません。ただそうすべきなのです」(27)

何かに疑問を持つことは非常に不謹慎で、さらにコロナ危機の中では絶対に望ましくないようです。

コロナウイルス、再びの来襲

コロナウイルスは10月という比較的早い時期に再来しましたが、それは何も異常なことではありません。PCR検査は他の多くのウイルスにも「有効」なので、Ct値を見ない限り、あらゆる感染症がコロナの症例に変わってしまいます。陽性反応の数が増えると、新たな対策に繋がります。「ロックダウン・ライト」(措置が軽めのロックダウン)や「ブレークウォーター」(防波堤ロックダウン)といったロックダウンが話題になっています。今回は、よく検討され、幅広い専門知識で考えられていることを願いますが——。

2020年10月中旬、メルケル首相の政策顧問《アドバイザー》として、ミヒャエル・マイヤー－ヘルマンが就任しました。彼は(ニーダーザクセン州)ブラウンシュヴァイク市のヘルムホルツ感染症研究所の教授であり、物理学、数学および哲学を修《おさ》めたという経歴の持ち主です(28)。マイヤー＝ヘルマンの顧問就任とともに、10月中旬以降、さらなる規制、外出禁止令の決議、マスク着用義務の拡大などが行われることになりました。

他の全てに優先する目標が、R値（実効再生産数）を1以下に抑えることとは、我が耳を疑うほどです。このことについて、これまで何かまともな説明はあったでしょうか？　全くありません。

7日間のR値は、夏の間は0・8から1・2の間を行ったり来たりしており、10月に入ってからはわずかに上昇したものの1・5を下回っています。

この点で注意が必要なのは、これらの数値はPCR検査の結果に基づいており、しかも、Ct値の問題が考慮されていないところを見ると、Ct値が高くなっているであろうことは確信を持って言えます。

こんなやり方で、新たなロックダウンを正当化することは決してできません！

ロックダウンの正当化のために新たに導入された基準として、発生率が50以下になった、というものがあります。これは何を意味するのでしょうか？

「7日以内の住民10万人あたりの感染者数が50を超えてはならない」ということです。

しかし、誰もがすでにこの時点で分かっていたことですが、それが2週間後にはっきりします。対策は何の効果もなく、「感染者数」はどんどん増えていきました(29)。

どんなに対策を講じても感染者が増え続け、急激なロックダウンは、効果どころか、経済的にも健康的にも大きなダメージを与えるという科学者たちの論文（第5章「政府の対策は私たちを救ったのか？」を参照）が増える中で、本来下されるべき責任ある判断とはどのようなものなのでしょうか？

10月下旬になると、規制は強化されます。映画館、美術館、レストラン、パブ、プール、スポーツ会場などが閉鎖されました。私生活では、広範囲にわたる接触制限が行われました。11月2日以降、パブやレストランは閉鎖されましたが、これらはスポーツジムや美容院と同様に、感染の原因ではなかったのです。わざわざ変更した衛生観念も、もはや何の意味もありません。

しかし、それだけではご不満のメルケル首相は、さらに厳しいロックダウンを望んだのです。ドイツ国立科学アカデミー「レオポルディーナ」が12月8日にそのテンプレート《ひながた》を提供しました(30)。

レオポルディーナはその「アドホック・ステートメント《限定目的の声明書》」の中で、さらなるロックダウンを推奨しています(31)。レーゲンスブルク大学の教育心理学の教授であるクリストフ・クーバントナーは「科学的根拠のない主観的な評価が混在している」と評しています。彼は、「この声明では全ての科学の原則が足元で踏みにじられている」と、驚きをもって指摘しました(32)。ローザンヌ大学の経済哲学教授ミヒャエル・エスフェルトも、厳しく非難しています(33)。

ドイツ政府は、レオポルディーナグループの意見や予測を手放しで採用しましたが、それは多かれ少なかれ、事前に政府機関から公然と〝注文〟されていたことでした。科学者たちは権力に屈し、あらゆる科学的基準と責任を放棄したのです。そして政府は、間違っていると知りながら、非科学的な提案を〝科学的な〟ステートメントとして流布《るふ》したのです(34)。

チュービンゲン大学の地学教授であるトーマス・アイクナーは、科学的見地からは納得のいかないレオポルディーナ答申を黙って受け入れた、自ら所属する学会の不作為に抗議し、マインツ科学アカデミーを辞任したことを公開書簡で明言しています(35)。書簡の中で彼は、この答申は「誠実な科学にふさわしくない」。そして、「このような類《たぐい》の科学の一端を担うことは私の良心と折り合いがつきません。私は、事実に基づく誠実さ、バランスのとれた透明性、そして包括的な人間性を重視した科学に奉仕したいのです」と綴っています。数学者のステファン・ルックハウスも、同様の理由でレオポルディーナからの辞任を表明しました(36)。

それでも、事態は何も変わらなかったのです。12月半ばになると、ドイツ国内は完全にロックダウンされ、学校、幼稚園、そして公共生活と私的生活の最後の領域が冬眠へと追い込まれていきました。

達成目標は、マジックリミットの「50」。この限界値はどのような科学的計算に基づいているのでしょうか？　何の根拠もない、完全に恣《し》意的なものです。

このようなことが延々と続き、首相が選んだ人物が、政治的に望む方向に進むために、事実とは関係なく、次から次へと正当化に都合のよい理由を考え出しました。そして、批判的な意見は排除されたのです。ビジネス倫理学のクリストフ・リュトゲ教授も、あえて批判的な発言をしたために、バイエルン倫理評議委員会から辞任に追い込まれました(37)。

彼らは、政府に助言を与えるべく選りすぐられた〝専門家〟です(38)。連邦政府の記者会見では、政府に批判的なジャーナリストのボリス・ライトシュスターの質問に対して、首相は「これは科学的判断ではなく、政治的判断だ」とはっきりと答えています(39)。

新たなロックダウンには、新たな正当性が必要

2021年2月10日、閣僚とメルケル首相は再び会議を開きます。ロックダウンの延長を正当化する理由はもう存在しません。なぜなら、全ての数字が減少しているからです。発生率は167(1月10日)から68へと着実に低下しています。希望のラッキーナンバーの50には、Ctキャップがなくてもほぼ到達しています(40)。

しかし、欲しいものがある場合はそのための方法を、欲しくない場合はその理由を見つけようとするものです。そういうわけで、発生率をさらに下げることにしました。小売店、博物館、美術館、その他身体にかかわるサービス業などは、人口10万人あたりの新規感染者数が35人以下になれば、営業再開が認められることになったのです。

スウェーデンでは人々がスキーバカンスを楽しんでいる間、ドイツはロックダウンから抜

け出すことができませんでした(41)。

ザールランド州のトビアス・ハンス首相も、12月中旬にＺＤＦ〔ドイツ国営テレビ放送〕でこう発表しています。

「1週間の新規感染者数が50人以下になれば、このロックダウンから抜け出すことができます」

政治家の発言を鵜呑《うの》みにしている人は見捨てられるでしょう。35という数字でさえ充分ではなく、10を目標にしたいと思っている首長もいます。「ゼロ・ＣＯＶＩＤ」とか「ゼロ・コロナ」という言葉まで出現し、様々な医師団体が指摘するように、社会が完全に現実を見失ったことを証明する現象と言えます(42)。

偽陽性を出し続けるＲＴ－ＰＣＲ検査に頼るだけでは、この目標は到底達成できず、永久にロックダウンが維持されることになります。

果たして発生率の値は本当に役に立つのでしょうか？　ロベルト・コッホ研究所（ＲＫＩ）のヴィーラー所長は、これについてどのように述べているでしょうか？　彼の発言は概略、次のようなものです(43)。

「発生率は『指標になる数字』の一つだ。だが他にもたくさんの重要な数字があると、我々は常に言ってきた。この発生率は、最も早く変化する数値だ。つまり対策をすばやく強化するには良い指標だということだ。発生率が上昇しているのを確認したら、すぐに対応しなければならない。デ・エスカレーション、つまり制限をあれこれ緩和したいということであれば、発生率の数値はベストな指標ではなく、もう少し適切な指標が他にあるはずだ」

このような発言に対して、ではなぜ、この「ベストではない数字」が政府の基準になっているのだろうかと、注意深い者なら思うはずです(44)。

発生率の値は、いくつかの理由から、実際には全く役に立ちません。第一に、この値は検査能力（検査を実施するための空間と人員の問題）と当人の検査を受けるかどうかの意思に左右されます。

第二に、この値は新規感染者の数を反映してはいません。簡易検査を受け、その結果陽性だった場合、その人はその後、ＲＴ－ＰＣＲ検査をしなければなりませんが、これも陽性になる可能性があります。確認するには数日を要します。また周知のように、ＲＴ－ＰＣＲ検査は、感染が終わっても、数週間後に陽性となることがあります。

つまり、１人の陽性者から得られた多数の検査結果がすぐにＲＫＩに送られ、それぞれが「新規感染」としてＲＫＩに登録されることになるのです。つまり、個人ごとに登録されるのではなく、件数が登録されるわけです。

つまり、注意が必要なのは、１人の偽陽性者が、多数の陽性者として登録される可能性があるのです。

加えて、当然のことですが、ＲＴ－ＰＣＲ検査の陽性は感染を直接証明するものではありません。事実はその逆で、ＷＨＯでさえも２０２１年1月20日に、「Ct値は常に臨床的判断と一致すべきだ」と指摘しているのです(45)。

これには意外な意味があります。それは、30以下のCt値は、健康な人では事実上あり得ないということです。Ct値が35以上であれば、感染していないことが明確になります。健康な人間に検査を続けることはしたがって無意味なことです。

このような検査に基づいて強制的な措置を行おうとするのは憲法違反になります。なぜなら、法律によれば、感染保護法の特別措置は、新規感染の限界数を超えた場合にのみ適用されるからです。Ct値を高くしたＰＣＲ検査の陽性を新規感染と同一視してはなりません。

もっと問題なのは、簡易検査の場合です。これらは全く検証されておらず、感染については何の判断材料にもならないばかりか、誤ったＲＴ－ＰＣＲよりもさらに頻繁に誤った結果をもたらします(46)。

ＲＫＩでは、簡易検査が陽性であることの意味をインフォグラフィック《視覚的表現図》で説明しています。コロナウイルスのシーズン（有病率が高い）であれば、この結果は検査の20％で「偽」となります。コロナウイルスのオフシーズン（有病率が低い）であれば、この結果は検査の98％で「誤り」となります。それにもかかわらず、この全く健康な98％の人は、検査結果が確定されるまで隔離されなければならなくなるのです(47)。

このようなことにいったい何の意味があるのでしょうか？　実際には、感染した人の数ではない「感染者数」が人為的に押し上げられ、罹患率が上昇しているのです。
ウイルス学者のドロステンも、簡易検査が意味をなさないことに同意しています。
「何も考えずにとりあえず健康な人を検査して、誰が陽性かを調べてみようということです。そして、見つかっていない陽性者は、その時に調べればよい、と。この問題点は、初めてこのような検査をすると、比較的多くの人を隔離してしまうことになるということです。すなわち、偽陽性です」(48)

ところで、これはRT－PCR検査でも全く同じことが言える、ということを付け加えておきましょう。

これは広く知られていることですが、チュービンゲン市では簡易検査義務を課しており、7日間の発症率が50を超える市外の地区からチュービンゲンに来た人すべてに適用されています(49)。ザクセン州では、生徒や教師は、検査で陰性と判定されなければ校内に入ることができなくなりました。他の州もこれに倣《なら》っています。

ノーマルにはもう戻れない

そんな中、G7〔先進7カ国〕の首脳会議が開催されました。もちろんオンラインです。当然のことながら、ワクチン問題も議題となりました。メルケル首相は、2021年2月の初めに、「ワクチン接種忌避者がいたらどうするか」という質問に対し、「その場合、区別して、忌避者は一定の活動ができなくなる可能性がある」と発表。そして、2月19日のビデオ会議では、「世界中の人がワクチンを接種するまで、パンデミックは終わらない」というおなじみのメッセージを繰り返しました(50)。

ようやく国民に再び笑顔が戻りました。美容院が3月1日から営業を再開できるようになったのです。嬉しいことです。

しかし、なぜ美容院だけで、他の店はダメなのでしょうか？　他の場所の方が感染のリスクが高いのでしょうか？　いや、RKIによると、美容院でのリスクは「低～高」、ホテルは「低」、劇場や美術館は「低～中」、レストランは「中」だそうです。では美容院だけ再開してよいという判断は、みんなが納得するものでしょうか？

これは、今回作成された戦略レポート「コントロールCOVID」の一覧の一部です。RKIはここで4段階の計画を想定しており、最低レベル（発生率10以下）であってもノーマルに戻るとは謳《うた》われていません(51)。

メルケル首相の提唱する「ステップ・バイ・ステップ・プラン」はそれより多い5段階です。これについて日刊紙『ヴェルト』は「現代史の不穏なドキュメント」と見出しを付けて、首相の計画は非現実的かつ不適切だとし、最悪の場合、有権者と政治指導者の乖離《かいり》を証拠づけるものとなる、と述べています(52)。

しかしともかく、ようやくロックダウンから抜け出すことができました！　第3、第4、第5の波やウイルスの新たな変異が起こらなければ……。

さらに、私たちが達成してきたことを、台無しにしてはいけません。果たしてコロナ以前のオールドノーマルに戻れるのだろうか？　と心配する人は多いのです。

連邦議会の与党が、無期限の「全国的規模の流行状況」を法律で宣言しようとしているらしいことに不安を覚える人もいます(53)。そうなれば、連邦各州の首相は自由にロックダウンの期間を延長することが可能となり、何度でもそれを行使する権限を持つことになります。CDU（キリスト教民主同盟）とSPD（社会民主党）は、そのための科学的根拠を示していません。法案では、レオポルディーナが2021年12月31日までに「全国的規模の流行状況」が依然として存在するかどうかについての調査（「評価」）を準備する、との言及にとどまっています。この調査報告は2022年3月31日までに連邦議会に提出されることになっています(54)。

科学的見地からの根拠がないのに、ロックダウンをさらに1年間延長すべきなのでしょうか？　RKIでさえ、2021年2月にドイツの医学雑誌に掲載された報告書の中で「コロナによって死亡した人は、例年の深刻なインフルエンザの流行の波に比べて多くない」という結論を出しています(55)。

ところで、波といえば、次のコロナの波は、すでに2月末に首相から告知されています(56)。そして、いつものように、RKIは続いて後から手助けに割り込んでくるのです(57)。

私たちの考えでは、ドイツ政府は、疑似《ぎじ》科学によって正当化されたただの政治的決定を下しているだけです。事実を完全に無視し、一歩進んで二歩下がるのです。

かたや、他の国々では、人々はとっくにノーマルに戻っています。米国では、テキサス州やミシシッピ州など、多くの州でロックダウンは終了しています。

感染者数や「コロナ死」が、その後の数週間で爆発的に増えたらどうしよう、と心配ですか？　いいえ、ご心配なく。逆に減少しているのです(58)。

2021年3月初め、米国の16の州ではすでに州全体のマスク着用義務が解除されており(59)、一方、ドイツでは締め付けがますます厳しくなっています。

第3章

病院が非常事態に？

ロックダウン対策の理由として繰り返し引き合いに出されるのが、病院の過剰負担です。しかし、一つはっきりさせておかなければならないことがあります。それは、病院には、パンデミックや疫病が発生した場合に備えて、無数のベッドを確保しておく余裕がないということです。

重度のインフルエンザが流行した年には、毎年、地域の医療機関が逼迫《ひっぱく》し、入院が凍結されています(60)。この事情は多くの地域で同様で、ここ数年、インフルエンザの季節になると、手術の延期、廊下での診療と、毎年同じようなニュースが流れていました(61)。

それにもかかわらず、ドイツ、オーストリア、スイスなどの国々の医療システムは非常によく整備されており、ここ数十年、深刻なインフルエンザの流行にもかかわらず、崩壊したことはありません。

2020年の世紀のパンデミックには危険性があったのでしょうか？

実はそうではありません。DIVIレジスタ《記録簿》（DIVI＝ドイツ集中治療と救急医療の学際連盟）を見ると、これまでも常に危険な状況だったのが分かるのです(62)。冬季にはいつものように地域的な逼迫が発生していました。ドイツでは、ザクセン州が特にその影響を受けていました。

DIVIのデータによると、2020年にはCOVID－19の患者がICU（集中治療室）に入院するピークが2回あり、4月中旬には約3000件の「症例」、年末には約6000件の「症例」のピークがありました（55ページの上のグラフ、下部の暗い曲線）。

その一方で、ICUのベッド占有率はどの時期にも変化は見られませんでした（同じく明るい曲線）。

すぐに出てくる反論は、ICUのベッド占有率が変わらなかったのは、手術が延期されたからだというものです。実際には、眼の手術（白内障）、扁桃腺《へんとうせん》の除去、人工関節の手術など、緊急を要しない手術が延期されているだけです(63)。

これらは主に、そもそもICUに患者を入れる必要のなかった手術であり、総じて説得力のある説明ではありません。心臓発作や脳卒中を起こす人も減ってはいません。

これらの疾患を抱えた数多くの患者が、待ったなしの状況にあったとしても、治療されなかったのでしょうか？

おそらくそうではないでしょう。

しかし、それならば、ＩＣＵにいる何千人ものＣＯＶＩＤ－19の症例は、他の症例に加えて、少なくともある程度〝上乗せ〟されているはずではないでしょうか？　それとも、ＲＴ－ＰＣＲ検査で陽性となった患者は、心臓発作などの理由でどのみちＩＣＵに入っていたのでしょうか？

部分的には当然でしょう。それは、入院患者は全て、コロナ検査を受けているからです。出産のための入院でも、事故が原因で緊急手術をするための入院でも、関係ありません。検査結果が陽性であれば、みんなコロナの患者として登録されるのです。

週刊紙『ディ・ツァイト』によると、病院の発表では「ＣＯＶＩＤ－19患者」の20～30％は、本当は、ＣＯＶＩＤ－19患者ではないとのことです(64)。

さらに、Ct値が高過ぎるためにＣＯＶＩＤ－19の症例として誤って登録されたケースも全て含まれていることになります。

事実、ドイツ全土には常にＩＣＵベッドの空きがあり、約1万床が緊急時の予備として設置されていましたし、現在も設置されています。

しかし、興味深いことに、２０２０年8月以降、稼働可能なＩＣＵベッドの総数は着実に減りはじめ、年末には約４０００床も減っていました（次ページの下のグラフ、中央の濃いグレーの部分）。

占有されたベッドの総数には変化無し！

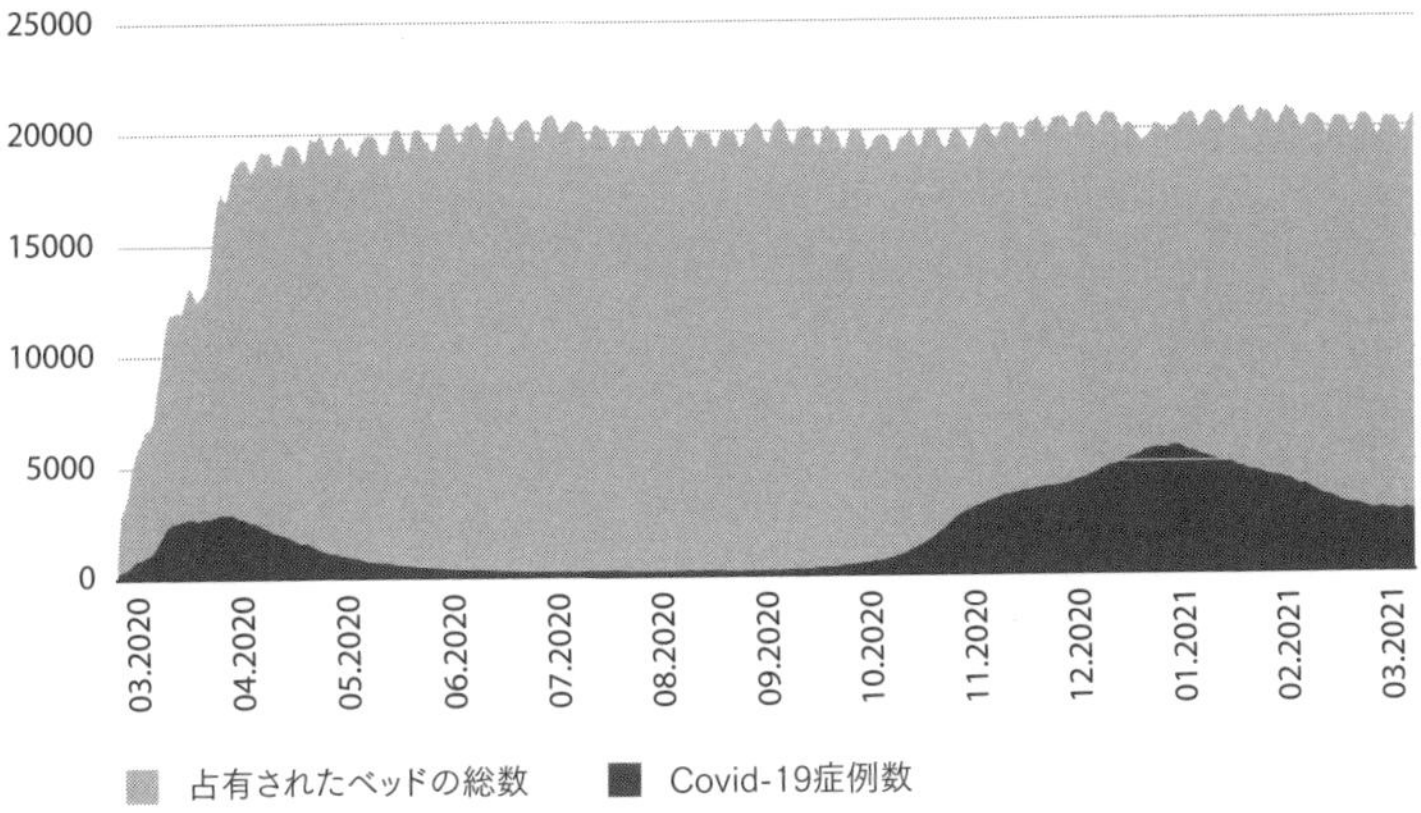

集中治療を受けたCovid-19症例の報告数
（出典：DIVI記録簿）

稼働可能なICUベッドが減っている！

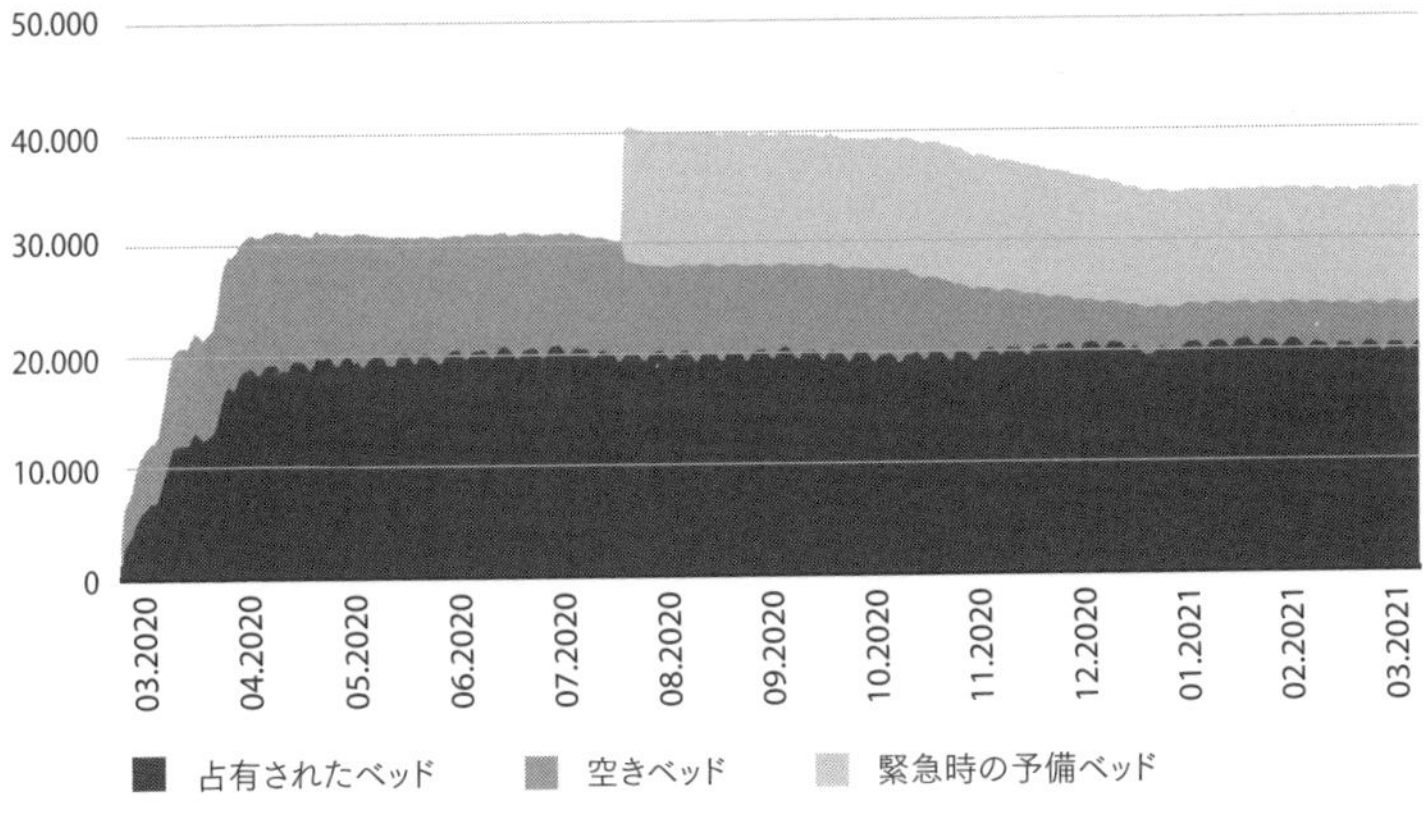

ICUベッドの占有数・空き数・緊急時予備数の報告
（出典：DIVI記録簿）

なぜでしょうか？

基本的にはお金の問題です。そして、ほとんどがスタッフの問題です。

ドイツではベッドの問題はありませんでしたが、スタッフの問題がありました。つまり、コロナの問題ではなく、基本的な医療体制の問題なのです。もっと多くの看護師が必要なのです。それも、よく訓練された看護師はもちろん、好待遇の看護師も必要なのです[65]。

このようなことを問題として取り上げるべきです。多くのコロナ患者に使用するのが早すぎたために、逆効果になったと思われる人工呼吸器の新規購入についての話などの議論をすべきではありません[66]。

しかしそれでも全体的には、２０２０年はより多くの重度の呼吸器感染症患者が入院したと思うかもしれません。しかし、イニシアティブ・クオリティ・メディシン《Initiative for Quality Medicine》（ＩＱＭ＝「医療の質向上のための取り組み」。ドイツとスイスの５００施設の医療機関からなる団体）の調査によると、それさえも間違いです[67]。

この調査には、ドイツの全病院のほぼ4分の1にあたる４３１の診療施設の数値が含まれています。２０１9年と比較してみると、２０２０年には、これらの病院で治療を受けた人が１００万人近く減少し、ＩＣＵに入院した患者、重度の呼吸器感染症の治療を受けた患者、人工呼吸器を必要とした患者が減少しました。

繰り返し引き合いに出される「医療システムの負担が過剰になる」という恐怖のシナリオ

は、いかなる時点においても起きていなかったのです。実際は、世紀のパンデミックにおけるベッドの使用率は、歴史的に低いものだったのです(68)。

さらに、ドイツでは２０２０年に多数の病院が部分的または完全に閉鎖されました(69)。もちろん、これらの決定はもっと早く、まだパンデミックではない時期に行われていました。

しかし、世紀のパンデミックでは、懸念が深刻だとして、医療システムが崩壊寸前であったのなら、これらの閉鎖は延期されるべきだったのではないでしょうか？

あるいは、その懸念はまったく深刻に考えるべきではなかったのでしょうか？

ベルリンでは、ボトルネック《問題発生の要因》に備えて４０００万ユーロ（約52億円）をかけてＣＯＶＩＤ－19専門クリニックが建設されましたが、使われることはありませんでした。

５００床の空きベッドを抱えたこのゴーストクリニックの運営費だけで、２０２０年には１３１０万ユーロ（約17億円）に達しています(70)。

２０２０年の病院事情のデータから、何を学べたのでしょう、いや、何を学ぶべきだったのでしょうか？(71)

「病院システムの崩壊」という「ダモクレスの剣」〔一触即発の危険な状態の意〕は、隣国のオーストリアやスイスでさえも、私たちに突き付けられてきたことは一度もありません。

しかし、これがそれほど実害がなくて済んだのは、まさか、この道しかない、と代替案を考えない連邦政府の措置が成功したからとでも言うのでしょうか？

まさか、政府によるこれらの措置が、高い死亡率から私たち国民を守ってくれたとでも言うのでしょうか？

2020年に、そもそもドイツで異常なほど多くの人が亡くなったのでしょうか？

第4章

超過死亡のない世紀のパンデミック？

ある病気の「危険度」を測る最も簡単な方法は何でしょうか？　もちろん、死亡者数です。ドイツのシュパーン保健相が「世紀のパンデミック」と言い続けているのなら、そのスローガンが死亡者数に反映されているはずではないでしょうか？

２０２０年には約４万人が、コロナ陽性かコロナが原因で死亡しており、超過死亡があったはずで、予想以上に多くの人が亡くなっていたはずではないでしょうか？

さて、２０２０年の死亡者数は一見すると、ほかの年とくに変わらないようです（61ページのグラフ参照。ドイツ連邦統計局のデータ）。ちょうど２０１８年の初頭にあったように、２０２０年は年末にピークがあることが分かります。

これらは全て「コロナの犠牲者」でしょうか？　それともロックダウンの副次的被害に巻き込まれた犠牲者なのでしょうか？

2020年で死亡率が高かった週を見ると、その半分はCOVID－19に関わる（陽性／原因）死亡であったことが分かります。残りの「多過ぎる死」は、前出のクリストフ・クーバントナー教授が述べているように、明らかに他の死因によるものでした(72)。

2020年全体を振り返ってみると、実態は、年初に政治家やメディアが連日のように悪いニュースとして喧伝《けんでん》していた大惨事のシナリオとは、はるかに違ったものです。

覆った「ドイツは成功、スウェーデンは失敗」の定説

本当に超過死亡があったかどうかを確かめるためには、ドイツでは年ごとに住民が増えており、そして私たちは皆、年をとっていく、という現実を考慮しなければなりません。事実、多くの統計学者が、「世紀の大流行の年にドイツでは超過死亡はなかった」という避けられない結論に達しているのです(73)。

最も緩やかな対策をとっている国、スウェーデンの状況はどうでしょうか？　春には、スウェーデンでは比較的多くの人々が亡くなりましたが、特に老人介護施設や高齢者施設では対策が不十分でした。しかし、これらのミスから教訓が得られたのです。

最も重要なことは、これらのミスが、全国民をロックダウンによって閉じ込めるための論拠とされなかった点です。規則や制限はありましたが、商店、ホテル、レストラン、美容院、マッサージサロンなど、全てが営業していました。保育園や小学校10年生までの学校もずっ

コロナパンデミックでも超過死亡はなかった！

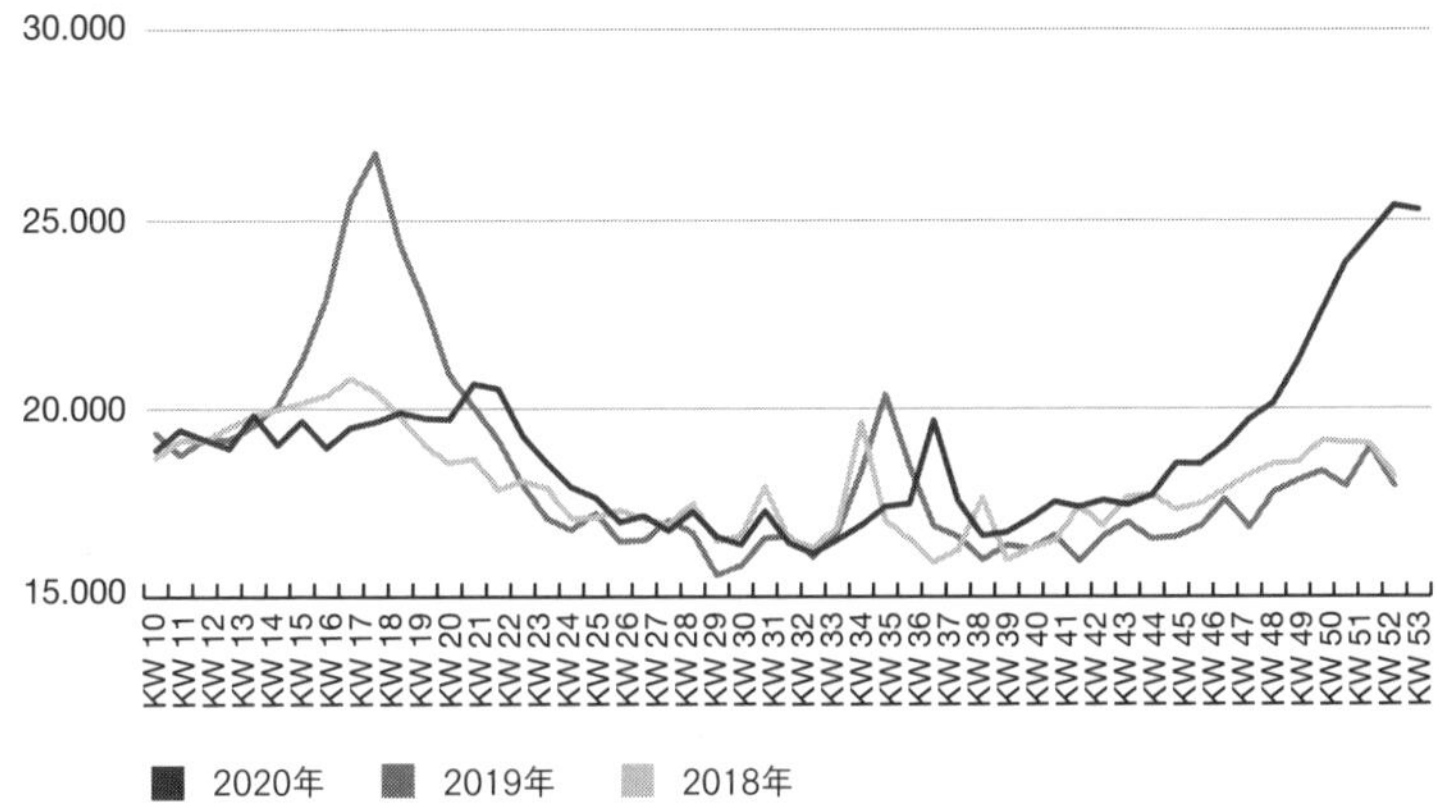

1週間あたりの死亡者数
（出典：ドイツ連邦統計局）

と開いていました。それもそのはず、「子供は感染症のスプレッダーではない」という事実が、科学的に何度も証明されていたからです[74]。

また、マスク着用の義務はなく、何の問題もありませんでした。ドイツが２０２０年11月以降、５カ月間のロックダウンを続けている間、スウェーデン人は自由に暮らし、楽しんでいたのです。

それにもかかわらず、人口比で、ドイツよりも多くの人が死ぬことはありませんでした（次ページのグラフ参照）。

２月の時点では、メルケル首相は「ドイツの対策は目に見える形で成功している。死亡者数は減少するだろう」と宣言していました。しかし、まさに第２波では、人口１００万人あたりの死亡者数を比較すると、ドイツとス

自由に暮らすスウェーデンでも死亡者数はドイツと同じ！

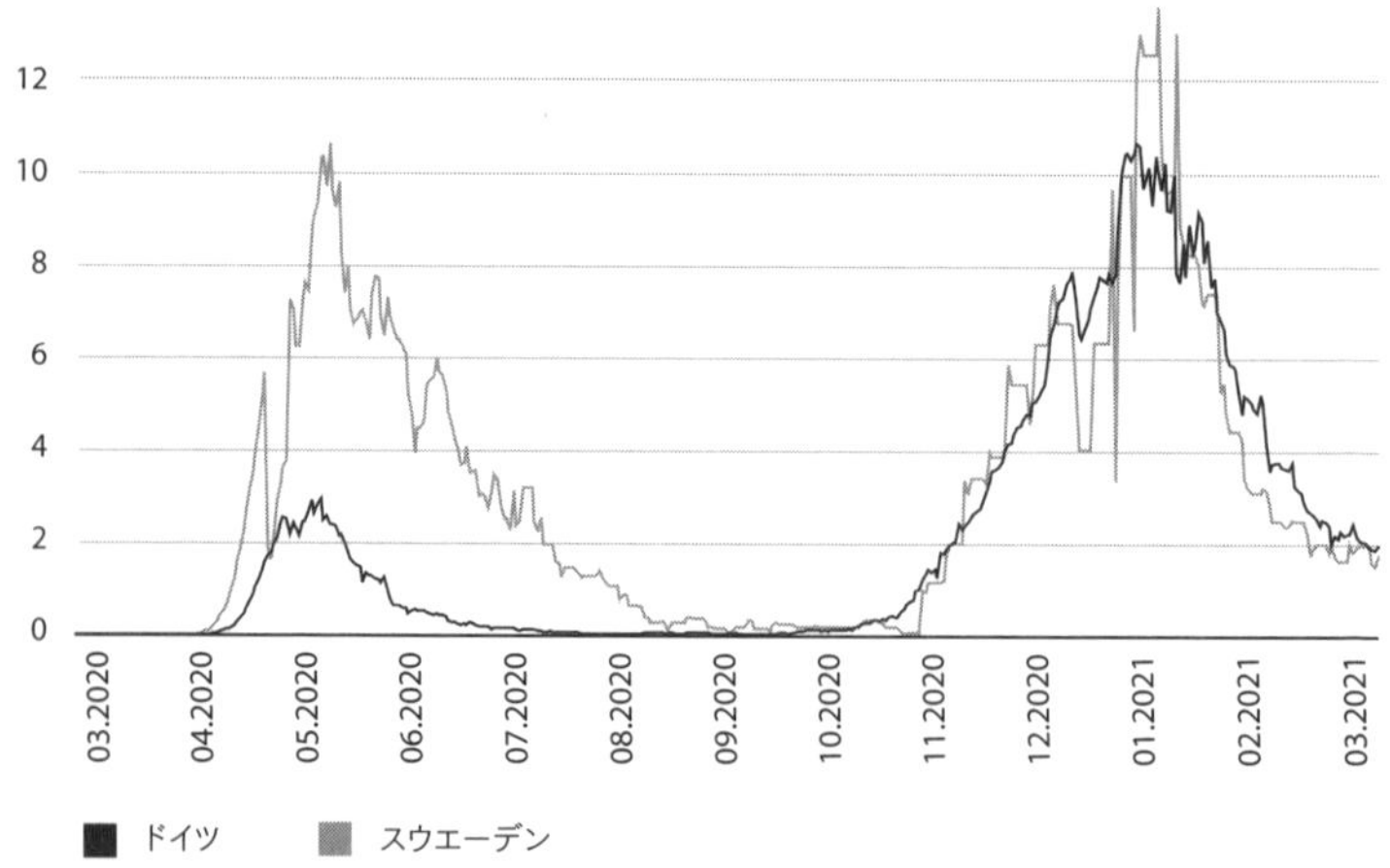

人口100万人あたりの死亡者数（出典：https://ourworldindata.org/）

ウェーデンの曲線は非常に似ているのです(75)。

事実、数学教授のトーマス・リーシンガーは「ドイツこそが成功のモデルで、スウェーデンは失敗した」という一般的に言われているお題目を切り崩しています。

真実はどうやら逆のようです(76)。

第5章 政府の対策は私たちを救ったのか？

米国では、多くの州で厳しいロックダウンが行われましたが、ほとんど対策措置を講じなかった州もありました。

カリフォルニア州では、2020年6月18日から一部のロックダウンとマスクの着用が義務付けられました。かたやフロリダ州はほとんど制限がなく、2020年9月28日時点でほぼ全ての制限が解除されました。それにもかかわらず、COVID-19による感染者数、入院者数、死亡者数は、これらの州で非常に似通っています。しかし、カリフォルニア州住民の平均年齢は、フロリダ州の平均よりもずっと低いのです(77)。

これらは個別の事例ですが、調査研究ではどうなっているのでしょうか？

2021年3月に発表された研究では、COVID-19の死亡者数と自宅待機者数の割合に関係があるかどうかを調査しました。言い換えれば、自宅待機命令が意味を持つかどうかです。この研究では、明確にノーと結論づけられています(78)。「ロックダウンが何百万人もの命を救う」と主張してきた他の数多くの研究を論破したのです。これはすでにクーバントナー教授とホムブルク教授が論文で主張したことです。シュテファン・ホムブルク教授は、退任するまでハノーバー大学の公共財政学研究所を率いていました。2人の筆者は、2020年にはすでに、この主張の誤りを指摘していました(79)。実際、理論的なモデル計算は無数にあるものの、人々の生活と行動を制限するロックダウン措置の効果を証明するものはまだ存在しません(80)。

それどころか、スタンフォード大学のジョン・P・A・イオアニディス教授(医学・疫学)の研究では、店舗閉鎖、「自宅待機」命令、ロックダウンなど、特に厳格な措置に効果があることを示す事例があるかどうかについて調査しました(81)。

ドイツを含むいくつかの国が、比較的穏やかな措置をとっているスウェーデンや韓国と比較されました。スウェーデンでは、社会的な距離(ソーシャル・ディスタンシング)を保つこと、大きなイベントを禁止すること、また、自発的に行動することなどが勧められました。韓国では、検査を徹底的に行い、接触追跡や隔離などが行われていました。

その結果は、穏やかな対策が感染者数の減少につながった可能性があると考えられます。しかし、特に制限的措置がさらなる効果をもたらしたという証拠はありませんでした。

過酷なロックダウンが何の役にも立たないのであれば、どのような基準で、死亡者数を決定すればよいのでしょうか？

この疑問を解決するために研究者らは、ＣＯＶＩＤ－19の死亡率に影響を与える可能性が最も高い要因は、環境、健康、あるいは政府の対策のいずれであるかを調べました(82)。

この研究は、次のような考えに基づいています。すなわち、平均寿命の長い国では、高齢者や虚弱体質の人の割合が多いのが普通で、彼らが感染症にさらされると、死亡率が高くなります。同時に、これらの国では死因がシフトしており、心血管疾患や代謝性疾患（糖尿病、高血圧）などの慢性疾患が多数を占めます。

特に、いくつかの条件が重なった場合、そのような既往症がＣＯＶＩＤ－19による死亡リスクの増加につながることは、かなり早い段階から明らかになっていました。

事実、世界１６０カ国を比較した結果、高齢化社会で慢性病患者の多い国が、最も多くの犠牲者を出しています。研究はこのように結論づけています。

死亡率に関しては、各国政府の対策との相関関係は認められませんでした。

死亡者の少ないアフリカが教えてくれること

２０２０年半ばに発表された研究でも、すでに同様の明確な結論が出ています。国境を閉鎖しても、厳格なロックダウンを行っても、重症患者や死亡率の大幅な減少にはつながらなかったのです(83)。

アフリカに目を向けると、このことが確認できます。人口100万人あたりの「COVID−19死亡者数」(84)によると、アフリカの状況はヨーロッパよりもはるかに緩和されているように見えます（次ページのグラフ参照）。

にもかかわらず、報道の見出しは、「もし、ウイルスがアフリカに到達したら？　それは破滅を意味するかもしれない！」といったものでした。

しかし、実際には……何も起こらなかったのです。予言されていたエボラ出血熱のような恐怖のイメージは実現しませんでした。

これをどう説明すればいいのでしょうか？　やれ、気候が温暖だから、やれ、人々が若いから、と言われました。どちらも要因であることは確かでしょう。しかし、それだけでは説明がつきません。

ということは、単純に検査回数が少ないから、という理由に違いありません。

研究者たちは、納得のいかないこの件について調べました。何か変だ！　そしてその時点でのメディア報道の見出しはこうです。「アフリカでCOVID−19の感染者が驚くほど多い！　その数は大幅に過小評価されている！」(85)

しかし、蓋を開けてみると？　362人の死亡者をRT−PCRで検査したところ、70人が陽性でした。これはCt値に関係なく、全結果を考慮した場合です（Ct40をはるかに超える結果も含む）。この70人の死亡者のうち44名は発熱や咳などの症状がありましたが、マラリア、

無対策でもアフリカでは死亡者が少ない！

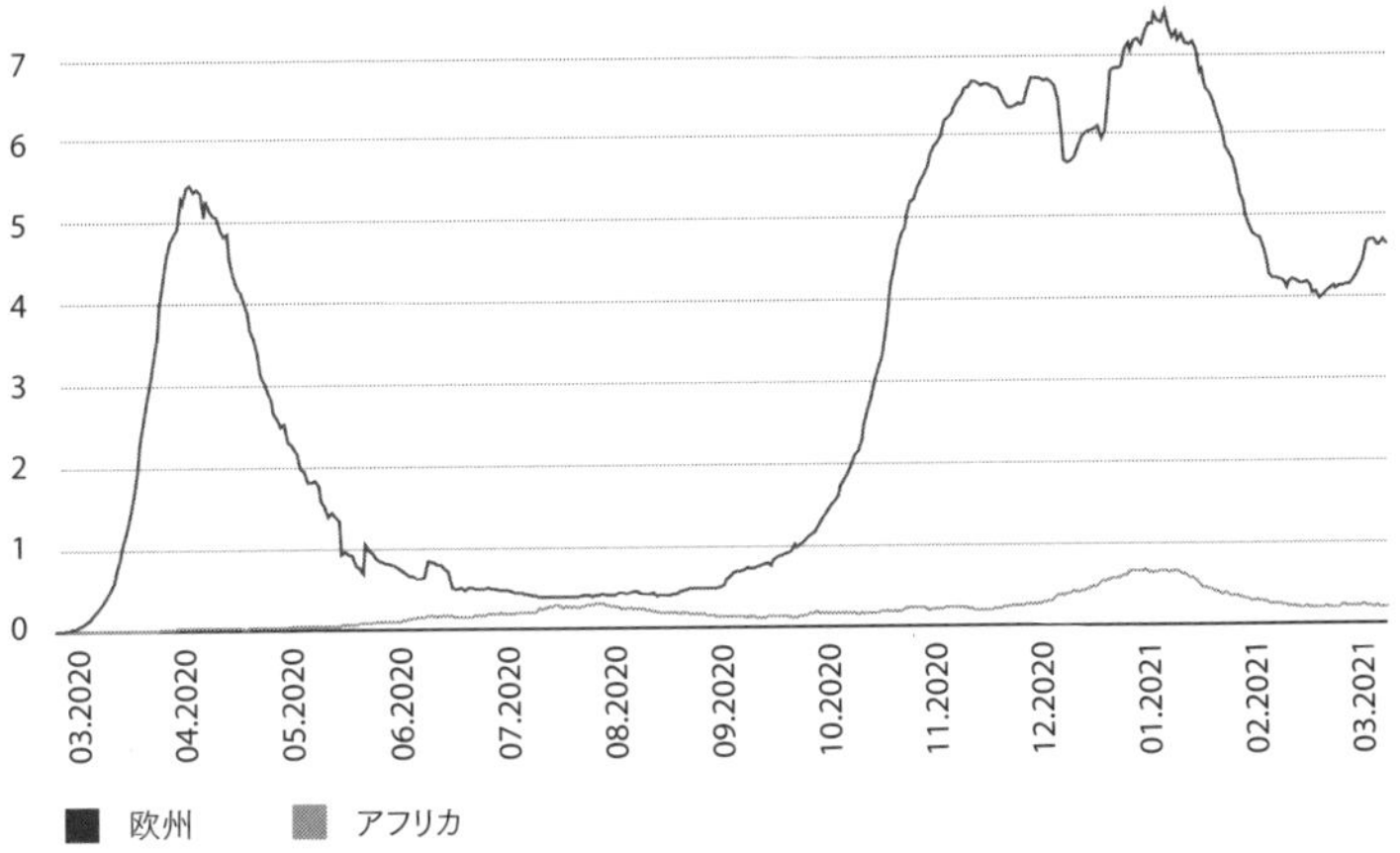

人口100万人あたりの死亡者数、欧州とアフリカの比較
（出典：https://ourworldindata.org/）

HIV、COVID－19のいずれで亡くなったのかは誰にも分かりません。亡くなった人の平均年齢は通常と変わりはなく、「世紀のパンデミック」と呼ばれるような異常事態の兆候はなかったというわけです。

事実は、アフリカの多くの国ではマスクをしている人はほとんどおらず、衛生上のルールも守られていないにもかかわらず、大惨事が起きなかったということです。

それもそのはずです。

実は、実験室での検査こそがパンデミックに決定的な役割を果たしていることが明らかなのです。

検査がなければ、他の大陸でもパンデミックの話は出てこなかったかもしれません。そして、数え切れないほどの人々が苦しまずに済んだことでしょう。

第6章 マスク妄想

マスクがしばしば議論の的になっていますが、人によっては、マスクが連帯感や責任感を示す〝目に見えるサイン〟だと感じるようです。しかし、多くの人がマスクを権威への服従と思考停止の象徴と考えて、『ウィリアム・テル』のゲスラー〔リンゴを射抜くよう命じる代官〕の帽子のようなものだと言います。つまり、帽子にお辞儀をしない者は罰せられるということです。

日刊紙『ディ・ヴェルト』の編集委員シュテファン・アウストは、「マスクの主な役割は、人々にパンデミックの真っただ中にいることを思い出させることだ」と結論づけています。「マスクは、それがマスクであるがゆえに着けなければならない。政府の措置に従順であることの象徴として……」(86)

マスクについての見解がどのように変わっていったかをよく見ていくと、その変化には実に驚くべきものがあります。

２０２０年の初めには「マスクは効果無し」と言われていました。ところがその後、何カ月もの間、おばあちゃんの古いスカーフでも何でも、素材は気にしなくてもよいから、口や鼻の周りを何かで覆《おお》って、自分や周囲を守らなければならないと言い聞かされたのです。しかし最終的には「手作りマスクは役に立たない！」と言われてしまいました。

２０２１年１月末以降、突然変異した殺人ウイルスから私たちを守れるのは、医療用マスク（ＯＰ、ＦＦＰ２、ＮＰ95）だけになってしまいました！ そして話は、２枚、３枚とマスクを重ねることへと発展していきます。主流メディアは最新の知見として、「手作りマスクを重ねて着装することで、ＯＰマスクの防御力を高めることができるのです！」と喧伝します(87)。

バイエルン州は先端をいっていて、この州ではＦＦＰ２（Filtering《フィッティング》 Facepiece《フェイスピース》 2）マスクしか認められていません。このバイエルン州の決定には科学的根拠はなく、ＦＦＰ２マスクの有効性は疑問視されています(88)。これは主に建設現場で使用される粉塵《ふんじん》防護マスクであり、エアロゾル粒子を遮断《しゃだん》するかどうかの検査は全く行われていません(89)。

ロベルト・コッホ研究所（ＲＫＩ）によると、ＦＦＰ２マスクを一般の人が使用した場合、他の防護具を口・鼻に正しく装着した場合と比較すると、必ずしも効果が高いとはいえないということです(90)。

それだけではなく、呼吸抵抗が増加し、呼吸困難が生じるため、着用前には、使用者のリスクを個別に医学的に評価する目的で、労働衛生審査を行う必要があります。労働安全衛生規則によると、ＦＦＰ２マスクの連続着用時間は「健康な人で75分まで」とされており、それを過ぎると絶対にマスクを外す必要があります。

ドイツ病院衛生学会は、ＦＦＰ２マスクの義務化は「効果以上に住民を危険にさらすものである」と結論づけています(91)。

また、欧州疾病予防管理センター（ＥＣＤＣ）も注意を促しています。２０２１年2月の報告では、非医療用及び医療用のフェイスマスクについて、一般市民に対する有効性を示す証拠はないとしています。一般市民のＦＦＰ２マスク、ＮＰ95マスク使用を支持する科学的証拠はありません(92)。また、マスクがどこでどのように製造され、本当に有害物質が含まれていないのか、という疑問もあります(93)。実際、皮膚への刺激や鼻の浮腫《むく》みが生じることが知られています(94)。

ある日を境に、人々は指定されたＦＦＰ２マスクを着用するようになりました。ＦＦＰ２とサージカルマスクへの見直し、切り替えは、何が根拠となったのでしょうか？　そのことと、ウイルスの突然変異とは無関係のはずです。変異種が検出された国では、何の異状も起きていなかったのです。

２０２０年4月、ドイツのイェンス・スパーン保健相が７３８社の企業に、総額64億ユーロ〔約8320億円〕分の防護具を発注したことと関係があるのでしょうか？　そんなに多くの防護具を国民に配布する必要があったのでしょうか？(95)

それについては誰にも分かりません。その間、マスクの効果については何が分かってきたのでしょうか？　フェイスマスクには効果があると主張する研究は数多くあります。しかし、その逆を主張する研究も無数にあるのです。

否定されていくマスクの効用

私たちはまず、科学における2つの基本的な問題について考えてみましょう。

よく目にするのが「科学者の大多数がそう考えている」という言葉です。「大多数」が何かを主張しているからといって、それが真実であるとは限らないことは、歴史上繰り返し示されてきました。発表されたものの中の、何が真実かを知ることはできません。科学者による発表というだけで、自動的にそれが妥当なものだとは限りません。

データが他の科学者によって批判的に見直される（査読《さどく》）ことで、質の向上が期待できますが、このプロセスには通常、数週間から数カ月かかります。

SARS－CoV－2のRT－PCRを確立したコールマン－ドロステン論文は、たったの24時間以内で査読を通過しましたが、発表前に批判的審査がなされていれば、世界的な大惨事を防ぐことができたという歴史的な一例です。著名な学術雑誌でさえ、論文の質を保証するものではありません。特にこれらの科学の〝聖書〟は、誤った主張を広めるために繰り返し悪用されてきました。

　科学文献の中から価値のあるものとないものとを選別することは、医師や熟練の科学者であっても容易ではありません。経験が要るのです。ジャーナリストや自称〝ファクトチェッカー〟のような素人《しろうと》には、それが不可能な場合もあります。そのため、事実とは全く関係のない見出しが繰り返し付けられてしまうのです。

　残念ながら、この問題はロベルト・コッホ研究所（ＲＫＩ）にとってもうまく切り抜けられないようです。ＲＫＩはマスクの効果を証明するような論文を引用していますが、実際にはその記述は全く役に立っていません。

　これについては、病院衛生学の教授であるイネス・カプスタインが的確な分析をしており、ＲＫＩの主張に反して、「手作りのフェイスマスクの有効性を示す証拠はなく、日常的にマスクを不適切に使用することは、感染症の増加につながる可能性さえある」と述べています[96]。

　主な問題の一つは、ウイルスの拡散や感染に対する効果を証明しようとする多くの研究が、誤った計算モデルや、マネキンなどを使ったシミュレーション研究に基づいており、その記述は現実とは全く無関係だということです[97]。

　デンマークで行われたある研究では、重要な「リアリティテスト《実証実験》」が行われました。研究者たちは、家の外でのサージカルマスクの使用が、SARS－CoV－2感染のリスクを減らすかどうかを調査しました。約5000人を、家の外でマスクを着用するグループと、着用しないグループに分けました。1カ月後、何人が検出可能な感染症にかかったかを調べたところ、結果に大きな違いはありませんでした。感染率は、マスクを正しく着用したグループでは「2％」、マスクを着用していないグループでは「2・1％」でした(98)。

他にも数多くの研究や報告があり、様々な風邪のウイルスについて、フェイスマスクの着用はほとんど、あるいは全く効果がないことが示されています(99)。つまり、大きなメリットはないということです。

リスクや問題点についてはどうでしょうか？　それについては、いくつかあります。

人の顔は人格を映す鏡です。喜怒哀楽や驚き、また、ぞっとした時などの様々な顔の表情は、多くの言葉よりも、さらに多くを語ることがしばしばあります。声と似て、顔は対人コミュニケーションの最も重要な手段です。マスクはこのチャンスを奪ってしまいます。

マスク着用の義務化は、特に高齢者にとっては問題です。老人介護施設では、コロナ危機で面会が制限されているので、接触するのはほとんどがスタッフに限られます。耳が不自由な場合も多く、マスクをするとコミュニケーションが取れなくなります。顔の表情や唇を読むこともできません。

しかし、苦しんでいるのは多くのお年寄りだけではありません。患者の急増で精神科医の予約がなかなか取れなくなっているという現状は、マスクによる精神的ダメージの大きさを示す兆候のひとつです(100)。

身体的には、健康な成人がマスクを着用すると、気道抵抗が増加し、酸素飽和度や血液中の二酸化炭素濃度に影響が出ます。人によっては、脈拍や血圧が上昇します。このような変化は健康な人にはほとんどなく、多くの人が気づくことはありませんが、長期的には延命よりも寿命の短縮の悪影響があるのは確かです。

では、明確な効果がないのにマスクをする意味はどこにあるのでしょうか?

特に子供の場合、心理的ダメージが大きいと言われています。

免疫学者であり毒物学者のステファン・ホッカルツは、『マスク世代――コロナ、恐怖、課題(*Generation Maske: Corona, Angst und Herausforderung*)』という著書の中でこの問題を包括的に取り扱っています。

とりわけ幼児は、顔の表情やジェスチャーを頼りにコミュニケーションします。人間関係の構築には、感情的行動が重要なのです。マスクをした親の顔が認識できないことで、本来経験するはずのコミュニケーションが絶たれると、接触障害や、より深い心理的ダメージを引き起こす可能性があります。長期的には深刻な影響が出る可能性が高くなります(101)。

子供にマスク着用を義務化して以降、若い患者が頭痛、息切れ、激しい動悸、パニック障害、発汗、集中力の低下、疲労感などを訴えて医院を訪れるようになりました。

無理もありません。子供の場合、マスクを着用してわずか数分後には、血液中の酸素飽和度が低下するケースが多いのです。医師であれば誰でもパルスオキシメーターで測定できます。なかには95％を下回る値もあり、そのような値が出ると、病院ではすぐに酸素マスクを装着させます。

マスクの着用により、子供の体は反応し、酸素の不足を補おうとします。そうすると、脈拍が上がり、呼吸数が増え、ストレスホルモンが分泌されます。なかには、めまいや息切れ、さらには倒れてしまう子もいます。これらの現象は、医師たちが日常的に観察していることです。

担当医からマスク免除の診断書を出してもらうことについての決定権が学校にあるため、不満を抱えたまま通学を余儀なくされる子もいます。また、喘息《ぜんそく》などの理由でマスクの着用が免除されていても、クラスメートや教師からのいじめを恐れて、自発的にマスクを着用する子もいます。心理的ストレスにさらされるよりも、身体的不快感を我慢したいと考える子供たちも少なくありません。

マスクやロックダウンが子供たちに与える影響についての研究はほとんどありません。小児科医のオイゲン・ヤンツェンは、データの収集をすべきだと要求していましたが、この状況に耐えられず、自らデータを収集することにしました。

ヤンツェン医師は、マスクをすると子供の体が大人と同じようにストレスホルモンを分泌することを明らかにし、「子供への不必要な拷問をやめるべきだ」とずっと訴え続けてきました。彼は、その観察結果を自分のホームページにまとめています(102)。

マスクには効果がなく、呼吸器感染症や他の病気の蔓延《まんえん》防止効果も科学的に証明されていません。

マスクは様々な形で子供たちの健康を害しています。しかも、それは恒久的に回復不可能となるのです。

なぜ健康な人が人前でマスクをするのでしょうか？　それとは知らずに他の人を感染させてしまう恐れがあるから、と私たちは聞かされます。

果たして本当にそうでしょうか？

第7章

無症状者がウイルススプレッダーという神話

ひどい症状がない人（無症状の人や、後から症状が出てくる発症前の人）が、生命を脅かすCOVID－19を伝播《でんぱ》するという迷信が、「パンデミック」の諸悪の根源と言えます。

この神話は、「PCRの魔術師」、クリスチャン・ドロステンが自ら創り出したものです。バイエルン州の自動車部品メーカーを商用で訪れた中国人女性が「会議中に同社の複数の社員に感染させた」というドイツ初のコロナ症例を、診断直後に、ミュンヘンの科学者たちはウイルス学者のドロステンとともに報告し、中国人女性がドイツ訪問中は健康で、無症状だったことを論文で発表したのです。

この論文は世界中で大反響を呼びました。

一見、健康な人でも、気づかないうちに感染させてしまう――。目に見えない陰湿な殺人ウイルスが、ここに登場したのです。

年配者は、周りの健康な人たちから致命的な感染を受けることを恐れてパニックに陥《おちい》りました。若者たちは自分が感染することはもちろん、年配者を感染させ、死に至らしめてしまうのではないかと不安になったのです。

この論文における最も重大な発見が真実でなかったことは、いまだにほとんど知られていません。論文の筆者であるドイツ人研究者らは、帰国直後の中国人女性と交わした電話で、その女性がメーカー訪問前からかなり体調を崩していたことを知りました。会議に出るために鎮痛剤や解熱剤を服《の》まなければならないほどだったことを、筆者らが訂正しなかったため、運命が決まったのです。

このセンセーショナルなニュースは、驚きとともに熱狂を呼び起こしました。この発見に加わりたいという研究グループが殺到しました。あっという間に、無症状感染が恐ろしい死のウイルスの特徴であることの科学的な証明が、モデル計算によって提供されたのです。

関連論文のいくつかは、コロナ対策の意義を証明するものとして、RKIの情報サイトに掲載されています。

ただし、コンピュータ上で作成されたモデル計算のほとんどが、過去に間違いが多くあり、現実と辻褄《つじつま》が合わないことが証明されているのです。

よく知られているものとして、イギリスの科学者ニール・ファーガソンは自らのモデルを使って、アメリカにおける何百万人ものコロナ死を予測していました。しかし、彼の計算は全てソフトウェア上のエラーに基づいていたことが判明したのです。

「無症状感染」という仮説を科学的に検証するには、方法は一つしかありません。先回りして接触追跡する方法です。PCR検査で無症状者が陽性となった場合、翌日に全ての接触者を登録し、感染するかどうかを観察します。

武漢では、このような調査が2回行われました。1回目は2020年2~3月の流行時、2回目は2020年5~6月の流行終息後に行われました。

1回目の調査では、「前駆《ぜんく》症状者」すなわち、PCR検査で陽性反応が出た数日後に症状が出た71人の接触者の追跡を開始しました(103)。

その後、症状が出る前に接触した全ての人が調査対象となりました。その結果、複数の家庭の合計10人にウイルス伝播が発生したことが分かりました。家の外、つまり公共の空間においても、なんと2件ものウイルス伝播が発生したということです(104)。

非常に重要なのは、感染者の中に重症者がいなかったということです。約半数は軽い症状(咳だけ)で、他の人は全くの無症状でした。

2回目の調査では、300人以上の無症状感染者を対象に、接触者の追跡調査が行われました。1000人以上の接触者が調査対象となり、その結果、確認された伝播はゼロで、他の2つの小規模な研究でも同じ結論が出ています(105)。

不可避の結論として以下のことが言えます。

①無症状者が稀にウイルスを伝播する可能性はあるものの、それは公共の場ではなく、自宅で起こる。これはロックダウン措置を取らなかった地域で起こった。
②無症状者や前駆症状者は、自宅以外ではウイルスを伝播させない。
③最も重要なのは、ウイルス感染が起きても、重症化しないことである。

これらは全て、ロックダウン措置がなされていない場合の話です。

ここで息抜きとして、一問一答をしてみましょう。テーマは、感染症はどのようなときに発生するのか、それにはウイルスの多さ、つまり「ウイルス量」がどのような役割を果たすのか、についてです。

Q：ウイルス量＝「感染力」はどのように測定されますか？
A：ウイルス量は、鼻咽頭《びいんとう》スワブ（検査で採取された粘液）のPCR検査を定量的に評価することで測定します。
Q：そばにいる人の呼気から出されるものが決定的な主たる感染源ではないのですか？

Ａ：そうです。コロナウイルスには王冠はあっても、翼はありません。つまり、鼻や喉の粘膜から検出されたとしても、すぐさま危険な状態になるわけではありません。

Ｑ：無症状感染者の呼気中にもウイルスが存在することを証明した人はいますか？

Ａ：誰もいません。なぜなら、培養可能なウイルスとしては、ほぼ確実に検出されないからです。言い換えれば、無症状感染者の呼気が高い感染力を持つことはあり得ず、今後もあり得ないということです。

息抜きはこのくらいにして、本題に戻りましょう。

２０１９年に発表された、このトピックに関する非常に有益な論文があります。症状のある「ノーマルな」コロナ感染者を対象にした研究です。綿棒による鼻と喉のスワブ中のウイルス量と、咳をした際のエアロゾルと飛沫中のウイルス量を比較したところ、驚いたことに、咳をした際の空気中のウイルス量は、スワブの１０００分の１から、１万分の１という少なさだったのです(106)。

ここからが注目です。

ＳＡＲＳ－ＣｏＶ－２についても科学的に証明されていることですが、検査陽性者を感染者と認定するためには、Ct値が最大30であることを指針とする必要があります。これ以上の場合、培養可能なウイルスは鼻咽頭スワブの20％以下で検出されるようになり、Ct値が34を超えると、細胞培養で定義された検出性は3％以下に低下します(107)。

これが意味するところは、Ct値が33〜34の場合、たとえ綿棒を喉に直接差し込んだとしても、感染を検出するのは実質上不可能だということです。

SARS－CoV－2の場合でも、呼気からの飛沫中のウイルス量は、鼻咽頭スワブに比べて1000〜1万分の1になり、これはPCRサイクル数10〜14回分に相当します。さらに、綿棒のRT－PCRのCt値が20、つまり明らかに陽性であったとしても、呼気を並行測定すれば、Ct値は少なくとも30〜34になるということです。

そのため、RT－PCRのCt値が20の人が、近くにいる別の人に向かって咳をすると、症状のある感染が起こる可能性があります。しかし、たとえ隣にいたとしても、ウイルス密度の急激な縮小のため、感染確率は急速に低下します。その後の感染は限定的です。もちろんウイルス量は、病気の重症度を左右する重要な要素となります。

それでは、無症状感染者はどうでしょうか。ここまで読んでこられた読者の皆さんは、この質問に答えられるでしょう。

重要なのは、「咳をしなければ、重症の肺炎を広げることはできない」ということです。

これがまさに、中国での研究結果が極めて明瞭であった理由でしょう。

また、WHOが2021年1月の発表で初めて、PCR検査の結果だけでSARS－CoV－2感染の診断を行わないようにと勧告していることの理由の一つでもあります(108)。

ＷＨＯは、これらを慎重に理解しなければ、偽陽性のリスクが高くなる可能性があるとした上で、「ほとんどのＰＣＲ検査は、診断の補助として適応される。したがって、医療従事者は、各診断結果を、検体採取時期、検体の種類、検査規格、臨床観察、患者の病歴、接触者の確認状況、疫学的情報などと組み合わせて検討しなければならない」と指摘しています。

分かりやすく言うと、「ＰＣＲ検査の陽性だけでは、ＣＯＶＩＤ－19の症例にはならない」ということです。

第8章 インフルエンザはどこに消えた？

国民の多くが感染症対策を歓迎しているように見えます。たとえパンデミックが終わっても、このままマスクをし、距離を置き、孤立したままの生活を続けるべきでしょうか？(109)

ロベルト・コッホ研究所（ＲＫＩ）のローター・ヴィーラー所長は２０２１年2月の記者会見で、「コロナパンデミックによる接触制限は、コロナウイルスだけに影響するものではない」と嬉しそうに発表しています。

コロナ規制のおかげで、毎年恒例のインフルエンザの流行はありませんでした。ヴィーラー所長によると、例年なら1週間に数千人、あるいは数万人のインフルエンザ患者が発生するところ、２０２１年初頭には20〜30人の患者しか報告されなかったといいます。この冬、入院するはずの重症インフルエンザ患者はわずか１５０人だったとのことです。新しいキャッチフレーズは、「オールドノーマルには二度と戻らない(110)」です。

インフルエンザだけでなく、もしかしたらあらゆる呼吸器疾患を克服することができるかもしれません！

ヴィーラー所長によると、コロナウイルスがヨーロッパで大流行する前の2020年2月、ドイツでは1週間に500万人強の呼吸器疾患が記録されていました。しかし、2021年は1週間に90万人しかおらず、1年前の5分の1にも達していません。

2020年2月にはロックダウンがなかったのに対し、2021年2月には何カ月間もロックダウンが続いていることには残念ながら触れられていません。ロックダウン時には、病院や医院に行く人はかなり少なくなります。イニシアティブ・クオリティ・メディシン（IQM。前出）の分析では、既にそのことが明らかになっています。

病院に行く人が大幅に減れば、病気の記録数も大幅に減るのではないでしょうか？

新聞の記事には、「インフルエンザには有効な措置が、なぜSARS－CoV－2には有効ではないのか」との批判的な意見も見られます(111)。

ヴィーラー所長は、3つのポイントから説明しようとしていますが、これには驚かされます。まず1つ目は、「SARS－CoV－2はエアロゾルを介して非常に効果的に伝播する」。2つ目は、「この新型コロナウイルスは、症状が出る前から〝高い感染力〟を示している」。そして3つ目は、「国民の〝免疫力の欠如〟が原因である」と主張するのです。

実は、インフルエンザウイルスも、エアロゾルを介して非常に効果的に拡散するのです

(1-12)。前駆段階での高い感染力は、コロナには全く存在しません(前章参照)。また、現在の研究では、国民に基礎的な免疫力があることが明らかになっています(第13章を参照)。

ヴィーラー所長や多くの主要メディアが広めた「コロナ対策のおかげでインフルエンザが発生しなかった」という考えに対する反証としては複数の事実があります。

例えば、スウェーデンでは、マスクの着用義務や、ロックダウン措置がなかったにもかかわらず、インフルエンザが発生することはありませんでした。ちなみに、スウェーデンだけではなく、日本も穏やかな対策で危機に立ち向かいましたが、それでもなお、インフルエンザは消えてしまったのです(1-13)。

世界中どこを見回しても、どんな対策をとっても、言えることは、コロナウイルスが猛威を振るう一方で、マスクや対策は無意味であること、またインフルエンザウイルスは世界中で姿を消してしまったことが、WHOの概要に示されています(1-14)。

インフルエンザウイルスは一体どこへ行ってしまったのでしょうか?

何世紀にもわたり、世界的なインフルエンザの流行を引き起こしてきたインフルエンザウイルス。それが今は消えてしまいました。それはSARS-CoV-2の出現とどう関係するのでしょうか? キラー級の新顔に恐れをなしたのでしょうか?

バイオモル社製のSARS-CoV-2、RT-PCR検査キットの添付文書には、特異性についての興味深い記載があります。

「特異性：A型インフルエンザウイルス（H1N1、H3N2、H7N9、H5N1）、B型インフルエンザウイルス（山形系統、ヴィクトリア系統）、呼吸器シンシチアルウイルス（B型）、呼吸器アデノウイルス（3型、7型）、インフルエンザ桿菌《かんきん》、黄色ぶどう球菌、肺炎連鎖球菌などの非特異的干渉」[115]

ひょっとして、コロナはインフルエンザ感染症の一部が、単に名前が変わっただけなのでしょうか？　それも、PCR検査でCt値が30以上の陽性を「COVID－19症例」として登録することで？

コロナウイルス感染症は、他の、病原体として重要度の高いウイルスや細菌の感染症とかなりしばしば共生していることは、教科書的知識です。インフルエンザウイルスや肺炎球菌、マイコプラズマ、クラミジアなどの細菌も含まれます。

ひと昔前までは、これらを調べて適切な診断を下し、症状に合った治療方法（例えば、正しい抗生剤の投与）が選択できました。

しかし現状では、これらはまるで無視されています。それどころか、COVID－19のPCR検査が「陽性」であれば、他の全ての疾病の可能性を犠牲にしてでも診断の根拠とされています。

これは極めて憂慮すべき事態です。

第9章 忘れ去られた「効果とリスクの分析」

世紀のパンデミックの発生から1年余り、ドイツ国内外の多くの声が繰り返し求めてきた「効果とリスクの分析」は今、行われているのでしょうか？(116)

ご存じの通り、政治家が私たちに課した厳しいロックダウン措置には何のメリットもありませんでした。

それどころか、経済だけでなく、より重要なことには、健康や社会にも大きなダメージを与えています。経済の落ち込みに関して言えば、スウェーデンはドイツやオーストリアよりも軽くて済んでいます。ドイツは、コロナ危機のために２０２０年に経済が５％縮小し、深刻な不況に陥ったのです(117)。

それでもアルトマイアー経済相は、この影響は見通しのつくものと考えています。「企業倒産の大きな波」は予想していないと言うのです(118)。しかし、倒産申請の義務が繰り返し停止されているものの、２０２０／21年の倒産リストはすでにかなりの数に上っています。多くの有名企業が倒産し、従業員の解雇や店舗の閉鎖を余儀なくされています。小売業、レストラン、ホテルだけでなく、ミュージシャン、アーティスト、イベント主催者、サーカスに携わる人、カメラマンなど、多くの人が影響を受けています。多くの補償金が届かず、不足もしています。何年も働いて生計を立ててきた人たちに何も残らないのです。

衛生ルールのＡＨＡ（Ａ＝社会的距離、Ｈ＝衛生注意、Ａ＝日常的マスク着用）＋Ｌ（換気）は、今では多くの人が異なる解釈をしています。Arbeit《アルバイト》 weg《ヴェーク》（仕事がなくなり）、Haus《ハオス》 weg（家がなくなり）、Alles《アレス》 weg（全てがなくなり）＋Leben《レーベン》 ruiniert《リウエルトゥ》（人生が壊れている）のです。

■病気より怖い医療の崩壊

ドイツ連邦内務省（ＢＭＩ）の職員ステファン・コーン（前出）は、２０２０年４月にはすでに、ロックダウン措置によって起こり得る副次的被害について調べていました。彼は「被害の方が利益よりもはるかに大きくなる」と結論づけました。直接的、間接的な巻き添え被害により、数万人が死亡する可能性があると推定したのです。

手術後の経過観察治療（がん、脳卒中、心筋梗塞など）がキャンセルされることによる死亡、自殺（接触禁止期間中の「精神的に不安定な人」へのケア不足によるものも含む）、コロナ閉鎖のために予防治療や緊急時に診療所に行くのをためらう心筋梗塞や脳卒中の患者の死亡などが懸念されました。

政治家はこの報告を聞きたくなかったのか、この男性職員は休暇を言い渡されました。国民の健康管理への配慮に責任を負う政府は、このようなリスクと効果の比較に基づいて政治的判断を下すのが役目であったはずです。しかし、それを記した書類はすぐに引き出しの奥に消えてしまいました。

副次的被害の可能性を指摘することは、望ましくないのです！　政治的な方向性を事実に基づいて検討すること？　そんなことは、やってはいけないのです。

しかし、スタンフォード大学のイオアニディス教授（前出）のような国際的に尊敬を集めている科学者が、コーンと同様の結論を出しています。「様々な予測を総合すると、政府によって採られた措置による超過死亡数は、おそらくＣＯＶＩＤ－19による死亡数よりも、はるかに多くなるであろう」(119)。

もちろん、こうした考察には不確実性がつきものですが、それはまさに、壊滅的な副次的影響の多くを目にすることができるのは、今後何年も経ってのことだからです。

イオアニディス教授は、起こり得る深刻な影響を次ページのような表にまとめています。実際、世界中でこの対策の結果、無数の人々が亡くなっているという悲惨な想定を裏付けるデータがすでにたくさんあるのです。

ロックダウンで起きる副次的被害

追加死亡者の死亡理由	備考・コメント	追加死亡の 起こり得る時期
急性心筋梗塞などの急性疾患を持つ人が適切な病院治療を受けられない	患者は病院に行くのを恐れ、病院は過密を恐れて患者の受け入れを減らす	急性期・パンデミック時
がん患者の治療を延期	新型コロナ感染症による負担超過を見越して、がん治療を延期する	今後5年間
中断されたがん予防	過酷な外出自粛でがん検診の機会が減る	今後20年間
その他の健康管理の混乱	選択的処置や定期的なケア・介護が延期・中止される	病状に応じて異なる
自殺	メンタルヘルス疾患	急性期および長期間
暴力（家庭内暴力・殺人）	精神衛生上の障害	急性期、場合によっては長期間
飢餓	食糧生産・輸送に困難をきたす	急性期、今後数年で悪化の可能性あり
結核	結核管理プログラムが崩壊する	今後5年間
子供の病気	ワクチン接種プログラムが中断する	今後5年間
アルコール依存症などの絶望の病	メンタルヘルス疾患、失業	今後10年間
様々な慢性疾患	失業、貧困、健康保険を持たない	今後20年間
適切な健康管理の欠如	診療機関が財政難に陥っての医療崩壊	今後20年間

英国では、ロックダウンの結果、2020年半ばまでに2万1000人の命が奪われた可能性があります(120)。

心臓病による死亡が記録的に増加していますが、そのほとんどがCOVID-19感染とは無関係でした(121)。がん化学療法を予定した入院はCOVID-19発生前に比べて60%減少し、がんの疑いがある患者のスクリーニング《ふるい分け》のための緊急の検査は76%減少しました。この結果、1年以内に6000人以上の死亡者が追加で発生する可能性があり、20%の増加となります(122)。

診断の遅れと治療の遅れは、今後数年間でがん関連死を大幅に増加させると予想されています(123)。

米国では、2020年2~3月に急性脳卒中による入院患者数が大幅に減少し、治療の遅れにつながっています(124)。しかし、脳卒中は、1分1秒が生存を左右するのです。

ドイツや他の国では事情は違うでしょうか? いいえ。2020年にベッド稼働率が歴史的に低かったという事実だけでも、本来行われるべきだった治療が行われなかったことを明確に示しているのです(125)。

すでにイニシアティブ・クオリティ・メディシン(IQM。前出)は、2020年の中間報告で、最初のロックダウンの期間に、病院での治療が約40%減少したことを指摘しています。その中には、がん患者の治療だけでなく、多くの急性疾患の治療も含まれています。医師たちは再三にわたって警鐘を鳴らしているのです。もし、がんの治療が減れば、がんによる死亡者が増えることが予想され、これは数万人になり得る、と[126]。

ＡＯＫ（生命保険会社）によれば、心筋梗塞の治療件数は、第1波の期間では前年同期比16％減、第2波では13％減となっています[127]。脳卒中の治療も、第12週から第21週（3月16日から5月24日）までは前年同期比13％減、それ以降は平均3％減となっています。

２０２０年の14歳以下の子供の緊急入院――つまり予定されていない入院――は、前年比21％減でした。緊急事態は、実際にそれほど減ったのでしょうか？　あり得ません。２０２０年の死亡数のピークの一部になっていることは確かです[128]。

ソーシャル・ディスタンス、孤独、運動不足は、ＣＯＶＩＤ－19の発生していない老人介護施設でも影響を及ぼしていると思われます。

いつもの通り、最も被害を受けるのは、最も貧しい人々です。結核プログラムの中断により、今後5年間で死亡者が１４０万人増える可能性があります。ＷＨＯは、マラリアによる死亡者が数千人増えることを懸念しています[129]。

世界飢餓救援組織である「ワールド・ハンガー・リリーフ（World Hunger Relief）」は、世界の飢餓人口が10億人に達する可能性があると警告しています[130]。

無数の死が、人権を制限する厳しいコロナ対策と、絶え間なく不安と恐怖を煽《あお》る政治的プロパガンダの犠牲になっていることは否定できません。

■私たちは子供たちに何をしているのか？

「副次的被害」は「措置による死亡者」だけではなく、子供たちにも打撃を与えます。子供たちは、自由な社会の最高の宝です。彼らには、子供である権利、そして成長できる権利があります。この宝は、本当はパンデミックでもなんでもない「世紀のパンデミック」においては、もはや守る価値がないのでしょうか？

おじいちゃん、おばあちゃんを知らないうちに殺してしまうかもしれないと言われれば、子供たちはどうなるでしょうか。脳研究者のジェラルド・ヒューターは、深刻な神経学的ダメージを想定しています。おばあちゃんを抱きしめてはいけないと言われ続けると、「子供はおばあちゃんを抱きしめたくなくなるのです」(131)。

このロックダウンは、次世代の教育にどのような影響を与えるのでしょうか？　彼らは追いつくことができるのでしょうか？　社会的に恵まれない家庭の子供たちが最も大きな打撃を受け、教育レベルで大きく遅れをとることになるでしょう。これは「教育の国」としてのドイツの決定的衰退につながるのではないでしょうか？

学校とは、子供たちにとって学ぶだけの場所ではありません。大切な出会いの場でもあります。直接的なコミュニケーションは、デジタル・コミュニケーションに置き換えることはできません。しかし、メディアが私たちに受け入れさせようとしているのは、まさに後者なのです。その過程で、学校の閉鎖は壊滅的な影響を与えています。子供たちは友達や先生との接触を失います。学校閉鎖、自宅学習、友達の訪問も無し。気分転換のスポーツも、ユースクラブも、共に音楽を楽しむこともありません。このような社会的孤立が子供たちに何をもたらすのでしょうか？

ある母親が、11歳の息子の言葉を引用しました。「母さん、僕は人生がどんなものか知らない小さな子供や赤ちゃんが一番かわいそうだよ。なんてったって、僕はいい人生を送ってきたんだから」

エッペンドルフ大学医療センターの調査研究（「Corona and Psyche《プシュケー》」＝コロナと心理）は、心理的な影響がどれほど壊滅的であるかについて、その驚くべき実情を垣間《かいま》見させてくれます[132]。調査対象となった子供たちの10人中8人は、ロックダウン措置が負担になっていると感じています。生活の質は著しく低下し、多くの子供たちが体調を崩し、気力を失っています。ほぼ3人に1人の子供が心理的ストレスの兆候を示しており、憂鬱《ゆううつ》感、絶望感、興味の喪失、さらには抑うつ的な気分が増加しているのです。

2021年2月、約300人のセラピストと精神科医が、連邦政府に公開書簡を提出しました[133]。彼らは「政策決定において青少年のニーズと権利がほとんど考慮されていない」と批判しています。「不安障害、うつ病、睡眠障害が増加しており、児童・思春期の精神医学は過重な負担を強いられている」と警告しているのです。

コロナのためのトリアージ（重症度判定検査）ですって？　集中治療室などとんでもないことですが、それでも、コロナ対策だということで小児精神科ではこれが行われています。ウィーンのＡＫＨ（Allgemeines《アルゲマインズ》 Krankenhaus《クランケンハオス》＝総合病院）では、急性の自殺リスクのある重症者を治療するために、「軽い」症例の人間は早期に退院させるか、入院治療を拒否しなければなりません。そして、コロナ危機以降、子供たちの間では、このような深刻なケースが以前の10倍も発生しているのです(134)。

しかし、政治はこのことに関心を示しません。そのかわり、衛生換気のため冬季には氷のようになる教室で過ごすために、アンゲラ・メルケル首相からの素晴らしいアドバイスがあります。「子供たちは、少し膝を曲げてみるとか、手を叩いてみるのもいいでしょう」と――。

冬のロックダウンでは、学校を再開するよう求める声があります。メルケル首相は、子供や若者の懸念を無視しているという非難に耳を傾けねばなりません。報道によれば、「私は子供たちを拷問しているなどと非難される覚えはない」と発言したそうです(135)。

しかし、実際にはもっと酷《ひど》い状況です。精神科病棟の収容能力は、もはや十分ではありません。最後の手段としての自殺を考える子供たちが増えているのです(136)。

何のために私たちは子供たちにこんなことをしているのでしょうか？　殺人ウイルスから我が身を守るために必要だからでしょうか？

第10章——キラーウイルスは見かけ倒しか、リアルか？

では、このウイルスは実際どこから来たのでしょう？

この新型コロナウイルスは、武漢の鮮魚市場でコウモリなどの動物から人に感染したのではない――と疑う研究者もいます。

一方、武漢のウイルス学者であるイェン・リーモンは、ウイルスが自然発生ではないことを証明する研究を行い、話題を呼びました(137)。

また、2021年1月には、医師であり科学者でもあるスティーブン・C・クエイが、この問題についての200ページに及ぶ論文を発表し、同じ結論に達しています(138)。

この仮定が十分に現実的だと考える科学者は多くいますが、あえて公言する人はほとんどいません(139)。なぜなら、研究所由来が真実だと証明された場合、どのようにして、なぜ流出したのかという疑問が次々と噴出するからです。

研究所由来とする理由は、ＳＡＲＳ－ＣｏＶ－２が、自然界ではそう簡単に発生し得ない遺伝子セグメントを持っているからです。例えるなら、手つかずの自然の中の泥道に、人工の石板がきれいに並べられているようなものなのです。

ＳＡＲＳ－ＣｏＶ－２がどこから来たのか、確かなことは永遠に分かり得ないかもしれません。しかし、このウイルスの危険度は充分に推定することができます。

病原体の危険度を評価するには、次の２つの数値が決定的に重要です。

①感染死亡率（ＩＦＲ：総感染者数に対する死亡者数）
②症例死亡率（ＣＦＲ：病気の症例数に対する死亡者数）

感染者総数が多く、ＩＦＲ／ＣＦＲも高ければ、それは明らかに全国的規模の流行状況です。しかし、ＩＦＲもＣＦＲも突出して高くない場合には、状況を見直す必要があるのです。

ＩＦＲとＣＦＲの特定は非常に難しいものでした。多くの感染者は重篤な症状を伴わずに進むことが早くから明らかになっていました。また、感染者数やコロナ死亡者数を正確に把握することは事実上困難でしたが、これは世界中での報告が、適切性が確定的ではないＰＣＲ検査の結果に基づいているからです。

そのような状況で、イオアニディス教授（前出）は入手可能な51カ国のデータを分析し、それぞれのＩＦＲを算出しました。その結果は実情を明確に表しており、ＷＨＯ広報の２０２０年10月号に掲載されたのです(140)。

イオアニディスの報告の主なポイントをまとめてみましょう。

①ＩＦＲ（感染死亡率）は、国や地域によって０・０〜０・45％であり、補正後の平均値は季節性インフルエンザの死亡率に相当する０・23％であり、ＷＨＯやＲＫＩが当初発表した値の約20分の１という低い値であった。

②70歳未満では、ＩＦＲは０・１％未満であり、補正後の平均値は０・05％だった。これは、インフルエンザのレベルを下回っていた。

③80歳以上では、ＩＦＲは10〜25％で、明らかにインフルエンザのレベルを超えていた。

なぜそうなるのか？　これらのデータには、「ウイルスによる死亡」と「ウイルスを伴った死亡」を区別するものがないからです。80歳以上の患者の多くがそうであるように、他の原因で死亡した場合、真のＩＦＲはそれに応じて下方修正されなければなりません。つまり、ここでもＩＦＲはインフルエンザウイルスの範囲に入ってしまうのです。

第II章

二転三転するご都合主義の理由づけ

メディアの力強い援護をバックに、科学者や政治家の口からは繰り返し、ありとあらゆる〝ホラー話〟が拡散されています。

――「COVID-19という病気は、これまでのどの病気とも全く違うのだ！」

いいえ。この病気は、通常、呼吸器系の感染症として現れます。一般的な症状は、咳、発熱、呼吸器症状です。COVID-19の唯一の特徴と言えそうな症状としては、嗅覚《きゅうかく》と味覚の喪失で、患者の約21％に見られます。CT（コンピュータ断層撮影）所見も、COVID-19に特異的なものではなく、他のウイルス性肺炎でも見られる可能性があるものだけです(141)。

――「COVID-19に罹《かか》るのは高齢者に限らない。若者だって死亡する！」

20歳未満の死亡者は7万人のうちの11人

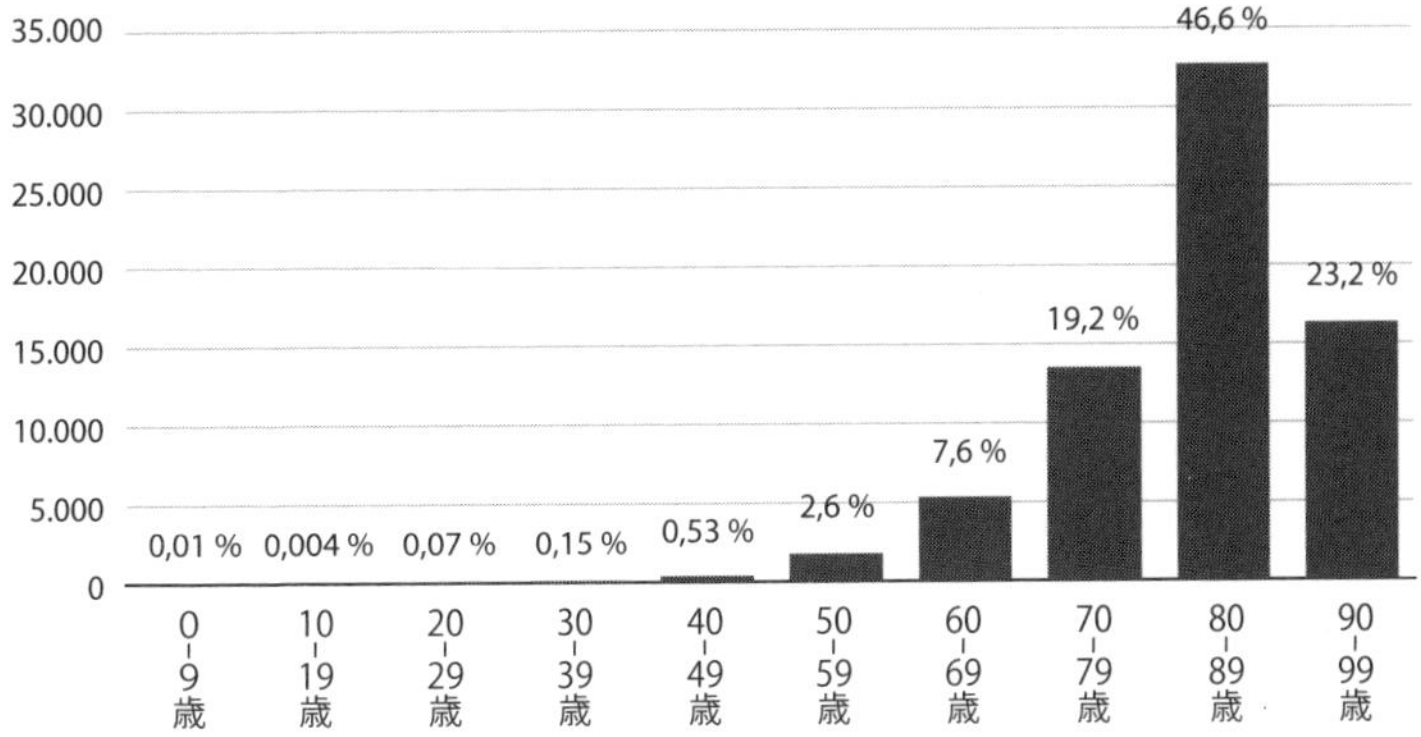

年齢別の死亡者数（2021年３月２日現在）
（出典：https://de.statista.com）

メディアは「子供や若者もCOVID－19で死亡する可能性がある」と躍起になって指摘します。原則的には正しいのですが、それは極めて稀なケースです。

若者があまりにも早くこの世を去ってしまうのは限りなく悲しいことですが、コロナパンデミックがあろうがなかろうが、過去に個別のケースがあることは仕方がありません。しかし、COVID－19で死亡した7万人のうち、20歳未満がたった11人だとしたら（上のグラフ参照）、「若者も病死する」という主張は、極めてミスリーディングです。80歳以上の人が最もリスクが高いのは事実なのですから……（142）。

――「全く健康な人も、死んでいる！」

上述のような数字を無視することが難しい

とみて、メディアは個別の運命的なケースを熱心に取り上げます。繰り返し、お決まりの見出しが飛び出すのです。

「以前は健康だったのに――かろうじて生き延びた若きコロナ患者の物語！」

メディアはネガティブな見出しやセンセーショナルな話題を好みます。数週間後には、その人が慢性腎臓病や心臓病などを患っていたことが明らかになることも珍しくありません。にもかかわらず、こうした報道をするのは、そうしないと見出しからドラマが消えてしまうからです。

事実として、ドイツではCOVID－19死亡者の約99％が少なくとも1つの持病を持っており、さらにそのほとんどが複数の持病を持ってさえいたのです(143)。

そこで、上記の質問に答えるとすれば、確かに健康な人が死ぬことはありますが、これは完全な例外です。

70歳未満のＩＦＲ（感染死亡率）は、0・05％から最大で0・1％、つまり1万人の感染者に対して5人から10人です。既往症のない1％について言えば、10万人の感染者に対して最大1人の死亡者です。

この事実から、このウイルスは肺炎の病原体の中でも最も危険性の低いものに位置づけられるのです(144)。

――「COVID-19は長期的に恐ろしい後遺症をもたらす！」

長期的に起こり得る影響という脅し文句が、驚くほど成功しています。キーワードは「ロングCOVID！」。

RT-PCR検査〝陽性〟というだけで、今後数年間にどれほど悪いことが起こるか想像できないとしたら、嫌な予感がしない人はいないでしょう。心気症患者なら誰でもそうなるはずです。そのような人はたくさんいます。

これが、連邦内務省の戦略文書（ストラテジー・ペーパー）に盛り込まれたのは、国民に対して狙い通りの「ショック効果」を与えるために有効だからです。

内務省の戦略文書にはこうあります(145)。

「副次的被害とは次のようなものである。すなわち、これまでに報告されているのは個別の症例だけだが、憂慮すべき像が浮かび上がる。軽度の経過で治癒《ちゆ》したように見える人でも、常に再発の可能性があり、気づかないうちに肺や心臓にウイルスが侵入して、心臓発作や肺不全などで致命的な結果になることがある。これらは個別の症例かもしれないが、いったん感染した人には常に〝ダモクレスの剣〟のようにつきまとうのである」

しかし、現に起こっている事実は何を物語っているでしょう？

数カ月後にも、胸の痛み、匂いの消失、疲労感などを訴える患者の症例もあります。また、無症状であっても、倦怠感や記憶障害、言葉が出てこないなどの長期的な影響が見られます。

それはその通りです。

基本的に言えることは、ＣＯＶＩＤ－19だけがそうだというわけではなく、非常に多くの感染症が長期的な障害を引き起こす可能性があるということです。他の多くの感染症も全く同じなのです(146)。

例えば、インフルエンザの場合、心臓発作のリスクが長期的に増大する可能性があります。さらに、短期的および長期的な脳の障害につながることもあります(147)。疲労や倦怠感などの不定愁訴《ふていしゅうそ》は、退院後の数カ月から数年にわたって発生することがあります。

また、多くの細菌感染症は、長期的な影響を及ぼすことが知られています。例えば、猩紅《しょうこう》熱《ねつ》では、関節の炎症を伴うリウマチ熱や、心臓や腎臓への障害など、恐ろしい遅発障害が生じることがあります。また、マダニが媒介するライム病では、刺されてから数年から数十年後に神経系の炎症や関節炎が起こることが多いのです。

これらは長期にわたる影響です。

ＳＡＲＳ－ＣｏＶ－2に感染した人のうち、どのくらいの人が「遅発障害」を発症するかについては、パンデミックから1年あまりが経過した今でも、明確なことは分かっていません。ＰＣＲ検査で感染が確認された4000人以上の人を対象とした英国の「ロング－ＣＯＶＩＤ研究」によれば、ほとんどの人は数日以内に快復し、5％弱が8週間にわたって症状を訴え、3カ月以上の症状を報告した対象者はわずか2％でした(148)。

他の報告では、長期的な症状を訴える患者が最大で10％とされていますが、これらは全て、ウイルス性の呼吸器疾患としては通常の範囲内です（149）。

――「SARS-CoV-2ウイルスは、全ての器官に影響を及ぼす、脳にさえも！」

もちろん、インフルエンザ、ポリオ、肝炎ウイルスなど、ほとんど全てのウイルスが脳に侵入します（150）。コロナウイルスがそうでなければ、奇跡的なことです。

これらのウイルスは全て、原理的には脳に侵入することができ、比較的無害な場合もあれば、ごく稀に深刻な結果をもたらす場合もあります。COVID-19については、これまでに、脳だけでなく、身体の他の部分の神経系にも影響を及ぼす個別の症例が報告されています（151）。

これらの報告は、主にRT-PCRを用いて他の臓器からウイルスの遺伝物質が検出された事実に基づいています。報告書をよく視《み》てみると、ウイルスは予測どおりの場所である肺の中で主に発見されていることが分かります。他の臓器にも痕跡《こんせき》が残っているかもしれませんが、量が少ないので大きな関連性はないようです。そのため、これらのウイルスが完全なものなのか、偶然そこに付着していた断片なのかは、誰にも分かりません。

しかし、COVID-19によって腎臓や心臓などの臓器がダメージを受け、多臓器不全に導かれることもあるのでしょうか？　あり得ます。しかし、これも珍しいことではありません。これもまた、インフルエンザウイルスで頻繁に起こっていることです(152)。

ただ、他の全てと同様、例外とは規則の存在を証明するものです。つまり、通常は何も起こらないのです。

結論としては、COVID－19は他のウイルス性呼吸器感染症、特にインフルエンザと非常に多くの類似点があるということです(153)。データに基づくなら、COVID－19に特別な地位を与えることには何ら正当性はありません。たとえこのウイルスが、とても珍しい経路によって、遠く離れた場所で病気を引き起こすことがあってもです。

専門家のための補足

SARS－CoV－2のスパイクタンパク質は、血液中の最小の細胞である血小板《けっしょうばん》と結合して、血液凝固《ぎょうこ》を引き起こすことがあります(154)。その結果、死亡した患者の肺から、実際に発見されたような血栓が形成される可能性があります(155)。このような肺血管の閉塞《へいそく》が広範囲に形成されると、ガス交換の大規模な途絶を引き起こします。その臨床像としては、「サイトカインストーム」によって最も重篤な細菌感染症（敗血症性ショック）で引き起こされる「ショック肺」（急性呼吸窮迫《きゅうはく》症候群）に似ているのです。これは確かに憂慮すべきことですが、現代医学は何年も前からこの問題に取り組んでおり、それに対する適切な答えはあるのです。

非常に注目すべきは、過剰に生産され、取り込まれていないウイルスの棘《とげ》が、肺から血流に入るという事実です。その結果、血小板が活性化され、離れた血管で血栓が形成されることが理論的に考えられます。また、皮膚の小血管など、離れた場所にある内皮《ないひ》細胞（血管の壁を覆っている細胞）に結合することも知られています。これにより、免疫システムが内皮細胞を攻撃し、血管障害が発生するのです。

注意してもらいたいのは、これらの事象は他の器官をウイルスが攻撃しているわけではないということです。この血管障害が発生するのは、スパイクタンパク質のみによって発生するものであり、ウイルス全体によるものではないのです(156)。原則として、長期的な障害は予想されません。

第12章

コロナでの死亡か、コロナを伴っての死亡か？

一般市民が死亡診断書を目にする機会はほとんどありません。通常は気にも留めないでしょう。長年にわたり、WHOは死亡診断書の記入方法について明確なガイドラインを示してきました。死因とは「死に直結する一連の致命的な出来事を引き起こした病気や怪我のことである」と(157)。

死亡診断書は2つの部分で構成されています。パート2〔日本ではⅡ欄〕はあまり重要ではなく、その人の病歴を記入する欄で、死に直接関係している事柄である必要はありません。パート1〔同、Ⅰ欄〕が最も重要な部分で、死亡に至った原因がここに記入されます（次ページの表)。所見は下から上に向かって記入します。死に直結した出来事が一番上に記入されます（1a)。

このように、直接的な死因（1a）と基礎となる原因（一番下の項目）は区別されています。

後者は、致命的な出来事の連鎖の引き金となった病気であり、死の決定的な原因です。

つまり、一番上にあるのは樽《たる》が溢れる原因となった一滴であり、一番下にあるのは人生の最後の数年間に樽を満たしたものです。すでに満杯になっている場合は、その一滴は死因ではありません。

どこに何を記入するかは、医師の裁量に委《ゆだ》ねられています。死亡診断書は、例えばこんな風になっています。

死亡診断書

パート1		発症から死亡までのおおよその時間
死亡の直接の原因	(a)急性心筋梗塞による（あるいはその結果）	1時間
基礎となる原因・上記原因につながる状態	(b)冠状動脈性心疾患	5年
	(c)——	

■――死亡診断書クイズの問いと答え

では、公式の死因は、（a）心臓発作でしょうか？　いいえ。医師によると、心臓は非常にダメージを受けており、心臓発作は最後の一滴に過ぎず、根本的な原因ではないからです。正解は（b）です。

2番目のあり得る症例。
（1a）肺炎（例えば細菌やコロナなどのウイルスによるもの）
（1b）肺がん
（1c）――――

ここでは、死因はやはり最終的に致命的となる肺炎ではなく、肺がんとなるでしょう。正解は（b）です（158）。

コロナ時代はどうなっているでしょう？　もちろん、かなり違います。WHOはガイドラインをひっくり返しました。SARS-CoV-2が最後の一滴であった場合、あるいはウイルスが最後の一滴だった可能性が疑われる場合（PCR検査が陽性でなくても）、事前にどれだけ樽が一杯になっていたかは問題ではありません。

そうなると、COVID－19が必ず死亡診断書に根本的な死因として記入されなければならないのです。

原文はこうです。「COVID－19による死亡は、他の疾患（例えば癌《がん》）に起因するものとすべきではない。COVID－19が死亡の原因であるか、あるいは死亡の原因もしくは死亡に寄与したと推定される場合は、全てがCOVID－19が基礎的死因として記入されるべきである」(159)

コロナ以前に死因として挙げられる可能性のある、故人の他の全ての疾患等（心臓病、糖尿病など）は、コロナ時代の死亡診断書では、取るに足らないパート2に追いやられるというわけです。

思い出してください。米国では「COVID－19死者」の94％が、少なくとも1つ、多くの場合、部分的に重篤な複数の基礎疾患を抱えていたのです。

しかし、このように定義を変えたことによって、COVID－19死亡者が後を絶たないのです。

人がなぜ死んだのか、医師にはまったく分からないことが多いので、たとえPCR検査が5回も陰性だったとしても、疑われるケースには必ずCOVID－19が死因として死亡診断書に記載されます。陽性だった場合は言うまでもありません。

しかし、WHOは、根本的な原因が他のもの（例えば、交通事故、心不全）であることがかなり明確に断定できる場合は、COVID－19による死亡とはしないとも言っています。さすがにそこまでは気が引けたということでしょうか。

また、英国では、COVID－19を死因とした死亡診断書の30%近くに原因疾患が記載されていなかったと、エビデンスベース医療センター（Center for Evidence-Based Medicine）は述べています(160)。ドイツ・バイエルン州の数字を見てみると、ここでは、「COVID－19による死亡」と記録された20%弱において、確実に1例のCOVID－19による死亡が取り除かれていることが見てとれます(161)。

つまり、いわゆる「COVID－19による死亡」のうち、少なくない割合において、当初はCOVID－19は全く考慮されていなかったと考えねばなりません。さらに、SARS－CoV－2感染が死因となった可能性がある、あるいはその疑いがある死亡例の割合もあります。その割合はどのくらいになるのでしょうか？　分かっていないのです。現在の研究では明らかになっていません。分かったとしても、せいぜい病理学者が調べられる程度です。それにもかかわらず、「COVID－19の被害者の大半は、実際にCOVID－19で死亡している」と主張する報道が常に見出しになるのです(162)。

こうした発言の根拠は何なのでしょう？

実際、このような結論を出している出版物もあります。例えば、ベルリンのシャリテ病院の調査です。この調査では、26人の死亡者について調査され、全員が臨床的に重度のCOV

ＩＤ－19症例であったとされたので、彼らが実際にＣＯＶＩＤ－19で死亡したとされても誰も驚きません(163)。

ですから、誰が検死をするのかという問題が常にあるのです。結局、病理医でさえ、実際の死因については推測するしかないことが多いのです。複数の慢性病を持つ人の場合、無数の障害が発生していることが多く、その原因は簡単かつ明確には判断できないことが多いのです。典型的な「コロナ肺」というものは存在せず、それがどのような形態であるかは、とりわけ様々な治療法（侵襲的人工呼吸など）に依存するのです。

他の病原体による肺炎とは似て非なるものであり、他の多くの病気が重なっていることが多い肺炎を、他の病原体（マイコバクテリア、クラミジア、他のコロナウイルス、インフルエンザウイルスなど）が関与しているかどうかも、また、どの病原体が関与しているかも確認せずに判断しても、あまり役には立ちません。

「Mortui《モルトゥイー》 vivos《ヴィーヴォ》 docent《ドレント》（死者が生者に教える＝死のデータを生に活かす）」という原則は非常に重要です。しかし、最終的にＣＯＶＩＤ－19を原因として、あるいはＣＯＶＩＤ－19を伴って、実際に死亡した人が何人いるのかという疑問に答えてくれるかどうかは、まだ分かりません。

第13章　免疫についてのいくつかの疑問

健康な人にとって、COVID－19で死ぬのはそれほど容易なことではありません。なぜなら、私たちの身体には「免疫システム」というものが備わっているからです。

免疫システムが新型ウイルスを知らず、攻撃に対して無防備なため、「このウイルスはインフルエンザよりもはるかに危険だ」という主張が繰り返され、人々の恐怖心を煽《あお》りました。有効な治療薬が存在しない以上、「ワクチンだけが救ってくれる」というわけです。

この点について、詳しく見ていきましょう。

まず、ちょっとした「Q＆A」です。

Q：SARS－CoV－2は本当に未知の性質を持った、全く新しいウイルスなのですか？

A：コロナウイルスは、インフルエンザウイルスのように常に変化しています。新しい変異体が次々と生まれます。子供が生まれて、新しい人間として私たちの仲間に加わるのと同じく、新たに生まれたウイルス亜種はウイルス全体の一員となるのです。こんなことで動揺するのは愚かなことです。

もちろん、従来のコロナウイルスよりも致死率が高かった最初のSARS《サーズ》ウイルス（致死率は約10％）のように、変異体が目立った行動をとる場合には注意が必要です。あるいは、MERS《マーズ》（死亡率約30％）のように。

Q：つまり、「SARS－CoV－2には未知の、特に扱いにくい特性がある」という主張は、実際には根拠がないということですか？

A：その通り。これまでところ、それを覆す証拠はありません。SARS－CoV－2は、β－コロナウイルスファミリーに属していて、同じ受容体に結合するなど、他のメンバーと類似点を多く持っているのです。

Q：インフルエンザウイルスは他の受容体と結合するのですか？　呼吸器の異なった部分が両方の種類のウイルスの攻撃を受けるというのは、そのためなのですか？

A：とても興味深い質問ですね。確かに、インフルエンザウイルスは異なる受容体に結合します。さらに、この2つのウイルスが呼吸器の異なる部位を攻撃することも、確かです。

コロナウイルスは主に鼻咽頭腔《びいんとうくう》に生息しますが、インフルエンザウイルスはそこに定着することができません。ウイルスが気管支や肺に侵入して初めてインフルエンザが発症するのですが、いったん発症すれば、〝本格的な風邪〟です。老若男女を問わず、突然激しく発熱し、悪寒《おかん》、咳、息切れを伴います。

Q：つまり、インフルエンザウイルスに対する受容体は下方の部位にしか存在しないのですか？

A：いえ、そうではありません。意外なことに、両方のウイルスの受容体は上気道と下気道の至るところにあります。しかし、インフルエンザウイルスはコロナウイルスほどには、「上」の部位で細胞とのドッキングに成功しません。

理由としては、次のことが考えられます。「鼻咽頭粘膜は、可溶性のインフルエンザウイルス受容体を大量に含む粘液を作り出す。可溶性の受容体は、ウイルスを迎撃することで、ウイルスの細胞への結合を防ぐことができる。一方、粘液には、可溶性のコロナウイルス受容体は存在しない」――。そのため、このウイルスは上咽頭の細胞を難なく襲撃することができるのです。

つまり、コロナウイルスが、ライノウイルスとともに、風邪の病原体として最もよく知られているのは偶然ではありません（164）。

Q：SARS－CoV－2が主に、臨床的にはそれほど重要でない鼻咽頭腔の感染症を引き起こすのであれば、そもそも免疫システムや、致命的とされる免疫システムのギャップはどこで問題となるのでしょうか？

A：炎症の兆候がないということは、免疫細胞が劇的な戦いに巻き込まれていない、ということを意味します。免疫システムが「新しい」ウイルスを認識できるかどうかは、全く関係ありません。しかし、免疫システムがこの機会を利用して、ウイルスをゆっくりと「知る」ことで「免疫のギャップ」を埋めることができる、ということは十分にあり得ます。そのために、落ち着いてウイルスのことを調べるのです。ウイルスが肺に到達した場合など、緊急事態に備えて、免疫防御の様々な構成要因が訓練され、強化されます。これらは全て表面には現れず、舞台裏で行われます。私たちは健康を維持したまま、訓練場で行われていることには何も気づきません。

Q：もし、肺がウイルスに冒《おか》されたら？

A：そのときは、間違いなく免疫系が活躍して火を消してくれます。ウイルス工場は破壊されますが、健康な身体は通常、自らの物質が失われても対処できます。ほとんどの場合、持病のある人でなければ命にかかわることはありません。

――コロナウイルスに対する免疫の仕組み

コロナウイルスは、私たちの細胞上の特定の分子（受容体）を認知する表面タンパク質（「スパイク」）を介して人体の細胞と結合します。これをドアのノブに例えるならば、ウイルスはノブ（スパイク）を掴《つか》んでドア（細胞）を開けるのです。このようにして、ウイルスは細胞にアクセスし、増殖し、子孫が放出され、他の細胞に感染していきます。

コロナウイルスに対する免疫には2つの柱があります。

①抗体
②免疫システムの特殊な細胞（いわゆる「ヘルパー・リンパ球」と「キラー・リンパ球」）

ウイルスが体内に侵入して病気を引き起こすと、免疫システムはこれらの防御兵器を動員して反応します。リンパ球は、侵入してきたウイルスを特異的に認識するように訓練されており、長期記憶という能力を備えています。

【抗体】
多くの異なる抗体が作られ、それぞれがウイルスのごく一部を特異的に認識します。ウイルスの「手」に結合する抗体だけが、ウイルスがドアノブを掴むのを防ぐことができるため、防御になります。

古典的なウイルスワクチンは、私たちの免疫システムがそのような抗体を作り出すように設計されています。その結果、ウイルスに対する免疫力が得られると広く信じられているのです。

しかし、ここで次の3つのポイントを強調しておく必要があります。
①SARS－CoV－2の抗体検査を受けて何も見つからなかったとしても、それは感染していないということではありません。抗体形成の重症度は、しばしば病気の重症度と相関します。鼻咽頭や気管支の軽度の感染症では、ほとんど抗体が検出されないこともあります。
②抗体が見つかっても、免疫があるということではありません。現在の免疫学的検査では、保護抗体（ウイルスの「手」に対する抗体）を選択的に検出することはできません。他の抗体も同時に表示されます。そのため、この検査では個人の「免疫状態」に関する信頼できる情報を得ることはできません。
③「防御」抗体とウイルスの出会いの結果は、「黒か白か」でも、「今か、さもなければ永遠にないか」でもありません。数値の比率は非常に重要です。

例えば、誰かが遠くで咳をした場合など、有利な状況下では保護抗体の壁が攻撃を跳ね返すかもしれません。相手が近づけば近づくほど、攻撃は激しくなります。秤《はかり》の重心が逆転し始めます。ウイルスの中には、このバリアーを乗り越えて細胞内に侵入できるものも出てきます。至近距離で咳をされると、戦いは一方的になり、ウイルスの勝利ですぐに終わります。

ワクチン接種が成功し、防御力があるとされる抗体が作られても、それによって感染に対する免疫が保証されるとは限りません。このような事情に加えて、さらに2つの非常に気がかりな事実があります。

まず、ワクチン接種後は、比較的短期間（数カ月）で抗体産生量が自然に減少します。

次に、重要なことですが、血液中に抗体が存在するからといって、コインの裏側——つまり気道を通ってウイルスが肺細胞に侵入するところ——でも同様に抗体が存在するということにはなりません。そこには、はるかに少ない抗体しかないのです！　防護壁は、紙一重ほどの厚さしかありません。

したがって、次の2つの結論は否定することができません。

①抗体に基づいて「免疫機能」を上げることは意味がない。

②ワクチン接種が成功する可能性は、そもそもほぼゼロである。

コロナウイルスに対する免疫の仕組み

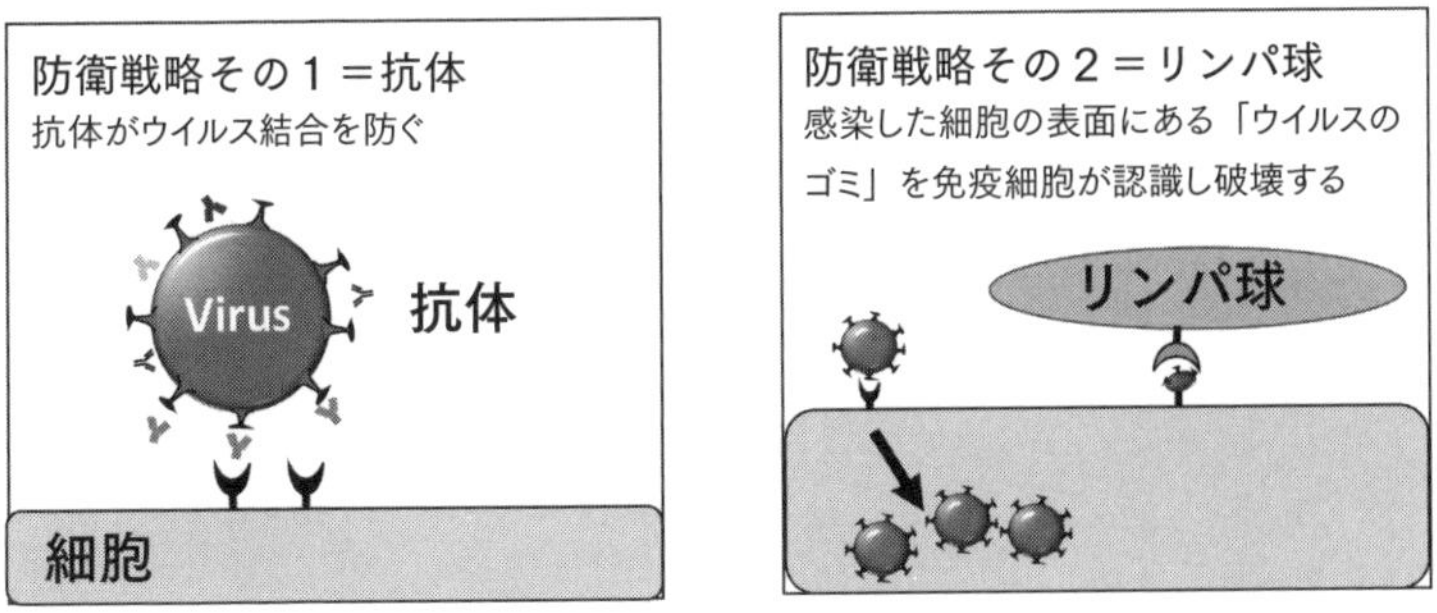
防衛戦略その１＝抗体
抗体がウイルス結合を防ぐ
Virus
抗体
細胞
防衛戦略その２＝リンパ球
感染した細胞の表面にある「ウイルスのゴミ」を免疫細胞が認識し破壊する
リンパ球

【リンパ球】

ウイルスが肺細胞に侵入した後はどうなるのでしょうか？　それは、もともとのSARS《サーズ》ウイルスの大規模な動物実験で解明されています。

続いて、免疫系の〝第2の腕〟が介入します。すなわちリンパ球が現場に到着し、ヘルパー細胞が活性化され、パートナーであるキラー・リンパ球を刺激するのです（165）。

これらは、ウイルスに感染した細胞を攻撃して死滅させます。いわば工場は破壊され、火は鎮火したということです。そうすると咳や発熱はおさまります。

では、キラー・リンパ球はどのようにして、攻撃すべき細胞を見つけることができるのでしょうか？

分かりやすく言えば、感染した細胞は、ウイルスの部品を生産して組み立てる工場だと想像してみてください。この過程で老廃物が発生し、それが手際良く細胞から排出されます。老廃物は外に運び出され、ドアの外に置かれるのです。パトロール中のキラー細胞が、ゴミを発見して攻撃にかかります。

私たちの免疫システムの〝第2の腕〟については、これまでほとんど語られてきませんでしたが、コロナウイルスに対する防御においては、おそらく非常に重要であり、やや頼りない最初の防御線を形成する抗体よりもはるかに強力です。

ここで重要なのは「異なるコロナウイルスの老廃物が互いに似ている」という事実です。つまり、あるウイルスのゴミを認識したキラー・リンパ球が、他のコロナウイルスが産生される細胞も攻撃する可能性が高いということです。

このことは、「相互免疫」を意味するのでしょうか？ 原則として、そういうことです。コロナウイルスの変異は、非常に小さなステップで起こります。そのため、A型に対する保護抗体やリンパ球は、子孫のAa型に対してもかなり有効です。認知度の低いB型が登場すると、新たな風邪を引いてしまうかもしれません。その後、免疫状態は、A、Aa、B、Bbと拡大していきます。

ということは、新しい感染症に罹るたびに免疫の範囲が広がっていくということです。そして、リンパ球には長期記憶が備わっています。

幼稚園での最初の年を覚えていない人はいないでしょう。鼻水、咳、熱を伴う風邪が、何度もやってきます。子供は長い冬の間、ずっと体調を崩しています。幸いなことに2年目には良くなり、3年目には1～2回の風邪で済むこともあります。

このようにして、生まれて間もない時期にしっかりとした免疫の基盤が作られ、世界中の無数のコロナウイルスと平和に共存することができるようになるのです。

「コロナに対する免疫」の本当の意味は？

「免疫がある」というのは「まったく感染しない」ということでしょうか？　いいえ、たとえ感染しても「重症化はしない」というだけです。

また、病気にならないのは、抗体による感染予防だけではなく、主に深部の気道、特に肺に到達したときの〝火消し役〟がいるからです。新種のウイルスが出現すると、多くの人が感染する可能性がありますが、すぐに鎮火するため、重症化することはありません。たまに山火事が発生すれば、重篤な病気になることはあります。しかし、他の病気が絡《から》んでいない限り、通常は免疫システムが最終的に勝利を収めます。

したがって、コロナウイルスに感染しても、危険なのは既往症のある人だけであって、彼らにとっては、いわば溢れる寸前まで満たされた樽に最後の一滴が注がれたということなのです。

これが、コロナ感染症の多くが穏やかな経過をたどる理由であり、流行が過ぎ去った後に、第2のさらに酷《ひど》い波が続くことなどない理由です。〝第2の波〟、あるいは〝第3の波〟は、実験室で考えたものに過ぎず、実際の医学的根拠（重病、死の波）がなければ、起きません。

コロナの流行が毎年、夏に沈静化するのはなぜでしょうか？　一つの推測としては、次のことが考えられます。

北ヨーロッパの人口の50％以上が、暗い冬の間、ビタミンDの欠乏に悩まされています。夏になると、太陽の光でビタミンDを補給することや、活動の場を屋外に移すことが主要な理由だと単純に考えられます。

流行した後、ウイルスはどうなるのでしょうか？　国じゅうから消えてしまうのでしょうか？　いいえ、親戚のウイルスに入り混じって、彼らと一緒に人々の体内で循環し続けるのです。たまに感染することもありますが、ほとんどは気づかれません。誰でもたまに、夏風邪をひくことがあります。それが生きるということですし、これまでもいつもそうでした。

ＳＡＲＳ－ＣｏＶ－2でも同様のパターンが期待できるのでしょうか？

私たちは、まさにそれが見受けられたと考えています。ＳＡＲＳ－ＣｏＶ－2陽性者の85～90％は重症化しませんでした。ほとんどの場合、ウイルスは鼻咽頭に残っていました。深みにはまっても、リンパ球が火を消してくれるので、ウイルスの産生が暴走することはありませんでした。

簡単に言えば、「この新種のウイルスは、ほとんど誰にでも感染する可能性がある」ということです。しかし、ウイルスを交差認識するリンパ球が存在していたため、すでに免疫が広がっていたのです。

非感染者のリンパ球がSARS－CoV－2を交差認識するという〝証拠〟はあるのでしょうか？

はい、あります。ドイツのある研究では、2007年から2019年にかけて採取された185の血液サンプルのリンパ球を検査し、SARS－CoV－2の交差認識を調べました。70～80％以上が肯定的な結果で、ヘルパー・リンパ球とキラー・リンパ球の両方に当てはまりました(166)。

米国で行われた20人の非感染者から採取したリンパ球を用いた研究でも、同様に新種のウイルスと交差反応するリンパ球の存在が報告されています(167)。

この2つの研究とスウェーデンで行われた別の研究(168)では、SARS－CoV－2に感染した場合、最も軽度の感染であっても、担当するTリンパ球が著しく広範かつ強く刺激されることが判明しました。

この結果は、ブースター効果（免疫機能が高まること）、つまりブースターワクチン接種と同様の効果があることを示す明確な証拠であると考えています。つまり、交差反応性のT細胞はすでに存在しており、感染によって直ちに強く活性化されたのです。

それでは、「リンパ球がＳＡＲＳ－ＣｏＶ－２に対する交差免疫を媒介する」という考えを検証できるでしょうか？

私たちが提示したリンパ球を介した背景免疫の概念は、最新の科学的データ（148〜151参照）を、ウイルス感染に対する宿主免疫という確立された文脈に統合することで生まれたものです。このアイデアは、実際に試してみることができます。

例えば、ある研究では、サルをＳＡＲＳ－ＣｏＶ－２に感染させました（169）。全てのサルがウイルスを排泄し、重症化したサルはいませんでした。２匹のサルの肺に軽微な変化が見られたものの、これはウイルスが活発に産生されていたことを示すものです。

これらの結果は、主に健康な人間で観察されたものと同じでした。リンパ球が動物の免疫の担い手であるかどうかを判断するのは難しいことではないはずです。

第14章 ワクチン——打つべきか打たざるべきか、それが問題だ

天然痘、ジフテリア、破傷風、ポリオなどの恐ろしい病気に対するワクチンが開発されたことは、医学の歴史の中で重要な転換点となりました。

その後、現在では予防医学の標準的なレパートリーとなっている、多くの病気に対する予防接種が行われました。予防接種は命を救うものですが、全ての病気に効くわけではありませんし、常に役立つものでもありません。

では、COVID－19についてはどうでしょうか？

2020年6月初旬、ドイツ連邦財務省はコロナ禍に対する経済対策の要点を発表しましたが、その中の53項目めには「コロナパンデミックは、国民にワクチンが用意された時点で終了する」と書かれています(170)。

この文章は、先に述べたように、いくつかの点で驚くべきものです。

実はこれまで、パンデミックの宣言や終息は、ドイツ連邦政府ではなくＷＨＯに委ねられていました。実は、パンデミックの定義は以前は違ったものでした。これは何を意味するのでしょうか？

南米のどこかで感染者数が増えているかもしれないからといって、ドイツにいる私たちが距離を置いてマスクをし続けるべきなのでしょうか？

さらに、何十年間もの研究にもかかわらず、現在のところ有効なワクチンが存在しない悪質な感染症も数多くあります。これがＣＯＶＩＤ－19のケースにも当てはまるとしたら？

コロナの危機を終わらせるためには、本当に世界的なワクチン接種プログラムが必要なのか、そしてかつそれが有用なのかどうかを詳しく見てみましょう。

この問題は非常に重要であり、３つの基本的なポイントについて世界的なコンセンサスを得るための議論が早急に必要です。

①どのような場合にワクチンの開発が必要なのか？

私たちはこう考えます。すなわち、健康な人が感染し、定期的に重症化し、その結果、重篤な病気になる場合です。ＳＡＲＳ－ＣｏＶ－２の場合はこれには当たりません。

②ワクチンの集団接種が適切でない場合とは？

人口の大部分がすでに重症の病気から十分に守られている場合、大量のワクチン接種は意味がないと、私たちは考えています。これはSARS－CoV－2の場合に当てはまります。

③どのような場合にワクチン接種が不成功になるのか？

私たちは、ウイルスが常に変化している場合や、高い感染者数に達した場合には、ワクチン接種は失敗すると想定しています。

そういうわけで私たちは「SARS－CoV－2に対する世界的なワクチン接種プログラムは意味がなく、最初から失敗する運命にある」と主張しているのです。リスクは管理しきれず、メリットも不透明です。多くの専門家がCOVID－19ワクチンのあまりにも拙速な開発に警鐘を鳴らしています(171)。

とはいえ、ワクチンの開発競争は必死に行われています。現在、COVID－19のワクチン候補は150種類以上あり(172)、そのうちのいくつかはすでに先進的な臨床試験が行われています。ワクチン接種の主な目的は、ウイルスの結合タンパク質に対して保護抗体の形成を促すことです(173)。

ワクチンの開発では、次の4つの戦略が主に追求されています。

①不活化または弱毒化した全ウイルスワクチン

不活化ワクチンは、ウイルスを大量に産生する必要があり、鶏卵《けいらん》やがん細胞株《かぶ》で培養する必要があります。ウイルスのバッチ（培養増殖させたウイルス）には危険な汚染物質が含まれており、重篤な副反応を引き起こす危険性が常にあります。また、過去に他のワクチンで観察されたように(174)、ワクチン接種がその後の感染症の経過を逆説的に悪化させる可能性もあります(175)。

弱毒性ワクチンは、病気を引き起こす能力を失ったウイルスを複製したものです。その古典的な例が経口《けいこう》ポリオワクチンです。数十年にわたって使用された後、アフリカで悲劇的なポリオの大発生が起こりましたが、その原因はウイルスではなく、経口ワクチンによるものでした(176)。

②タンパク質ワクチン

これには、ウイルスのスパイクタンパク質やその断片が含まれています。重篤な副反応を引き起こす可能性のある免疫刺激剤（アジュバント）の混入が必ず必要となります(177)。

③遺伝子ベースのウイルスベクター

関連性のあるコロナ遺伝子が、キャリアウイルス（ベクター）の遺伝子に挿入されます。

そうすると、キャリアウイルスは私たちの細胞を感染させます。複製欠陥ベクターは、自身のゲノムを複製することができず、コロナウイルス遺伝子のコピーを1つだけ細胞内に送り込みます。

有効性を高めるために、複製能力のあるベクターを作る試みがなされてきました。その結果、エボラワクチン（rVSV-ZEBOV）が出来上がり、ヒトでの実験も行われました。重篤な副反応は、ワクチン接種者の少なくとも20%に認められました(178)。

④遺伝子ベースのDNAおよびmRNAワクチン

これらの場合、ウイルスの遺伝子は、輪状のDNA（プラスミド）の形で挿入されるか、または遺伝子がmRNAとして細胞に直接導入されます。

■――遺伝子組み換えワクチンの危険性

DNAベースのワクチンの危険性の一つは、細胞のゲノムに挿入されることです(179)。このような、いわゆる「挿入型突然変異生成」はごく稀なケースではあります。しかし、非常に稀な事象であっても、発生数がある程度の大きさに達すれば、にわかに大きな意味を持つようになります（ワクチン集団接種の場合など）。

生殖系の細胞に挿入された場合、変更された遺伝情報は母親から子供へと伝達されます。

また、ＤＮＡワクチンの危険性として、抗ＤＮＡ抗体の産出や自己免疫反応が挙げられます(180)。

ｍＲＮＡワクチンの安全性については、これまでにも、全身性の炎症や毒性作用が指摘されています(181)。

しかも、最新の免疫学的知見により、遺伝子組み換えワクチンには「全く新しい重大な危険性」があることが明らかになりました。ウイルスのタンパク質が産出されると、直接的または間接的に、分解生成物が細胞の外側に現れ、キラー・リンパ球の攻撃対象として認識されるようになるのです。

現在、ほとんどの健康な人は、このようなＳＡＲＳ－ＣｏＶ－２の生成物（ペプチド）を認識するキラー・リンパ球をすでに持っていることが明らかになっています(182)。そのため、分解性生物の併存がマーキングされた細胞に対する自己免疫攻撃が行われると考えなければなりません。これは悲劇的な結果をもたらします。

これまで、遺伝子ベースのワクチンがヒト用として承認されたことはなく、現在のコロナワクチンは、国際的な規制によって通常要求される十分な前臨床試験が行われていません。そのため、ＦＤＡ（米国食品医薬品局）、続いてＥＵは、遺伝子ベースのワクチンの承認を原則として緊急承認とし、これまで義務づけられていた遺伝子組み換え作物（ＧＭＯ）における環境リスク評価を行わずに、臨床試験を開始することを認めました。これは、遺伝子組み換え生物を含むワクチンの製造にも当てはまります(183)。

食品の遺伝子操作に対して、国民のほとんどが否定的なドイツが、政治や社会の幅広い支持を得て、遺伝子をベースとしたワクチンの開発と導入の最前線に立っているのです。法規制や安全規制についても、通常ではとても考えられないような方法で対応しました。その根拠となっているのが、改正された感染症対策法です。

第15章　ワクチンラッシュ——果報は寝て待て？

ワクチン開発について、これまでは、文句なしの「イエス！　開発せよ！」が当然とされてきました。しかも、それは全く正しいことでした。なぜならワクチンは命を救うことができるからです。

しかし、どんなワクチンでも完全ではあり得ません。副反応を完全に排除することができないからです。ワクチンが満たすべき条件は以下の２つです。

①ワクチンは、重篤及び致命的な病気、あるいは死をも防ぐものでなければならない。
②重い副反応とその頻度は、社会的に許容される範囲、そして責任を負うことができる範囲内でなければならない。

総合的に考えて、人々の健康と社会にとっての有益性が、抱えるリスクよりはるかに優《まさ》っていなければなりません。論理的にはそう考えるのが真っ当だと、誰もが思うのではないでしょうか。事実その通りなのです！

たとえば、咳、くしゃみ、喉のかすれを抑えるためにワクチンを接種するとして、仮にそれが予測できない恐ろしい副反応の危険性があると知っていたら、誰がそんなワクチンを接種する気になるでしょうか。それに、全てのワクチンが全ての人に有効であるとは限りません。ドイツで暮らす人々に、この国には存在しない黄熱病のためのワクチン接種は不要です。

さて私たちは、はっきりとリスクグループだと判明している人々にとってはCOVID－19が危険なウイルスだということは分かっています。既往症を抱えた70歳以上の高齢者がこのグループに属し、彼らは重篤化し死亡する確率が相対的に高いのです(184)。

これらの人々に対してワクチンは有用であるかもしれません。しかし、その効果と危険性については、特に注意深く検証しなければなりません。

ところが、誰でも入手できるデータによれば、すでに実施された治験では、まさにこの深刻な既往症を抱えた高齢者たちのグループは、治験の対象から除外されたのです(185)。

――キラーウイルスは例外か？

2020年10月中旬、ロベルト・コッホ研究所（RKI）のローター・ヴィーラー所長はフェニックス・テレビで次のように述べました。

「来年（２０２１年）になれば、ワクチンを認可する予定だ。どのような作用があるのか、どれくらい効果があるのか、どのような結果をもたらすのか、これらについては不明だ。しかし私は、ワクチンが出来上がることについては楽観的である」

確かにヴィーラー所長の言う通り、遺伝子組み換えワクチンはすでに出来上がっており、これから大量に配布されることになっています。

しかし私たちは、それが効果のあるものか、どの程度の効果なのか、どんな結果をもたらすのかについて、何も知らされていないのです。

もちろん、その間に多くのデータが出揃っています。ただ残念ながら十分な説得性はありません。したがって、ＥＵ内では従来方式による認可ではなく、「条件付きの承認」（186）に過ぎないのです。

今後2年間、「有効性とリスクのどちらが大きいか」が検証されるでしょう。これからワクチン接種を受ける全ての人々は、この壮大な実験に参加することになります。というのも、緊急事態下におけるワクチン接種に際して、製造者による保証は何もありません。つまり事故が起こった場合、死亡も含めて、製造者は賠償責任を免除されているのです。

しかし、まさにコロナウイルスに対するこのｍＲＮＡワクチンという全く新たな種類の遺伝子ベースのワクチンに対しては、どれだけのリスクがあるかについての検証が特に求められるはずです。なぜなら、現在の科学的知見によれば多岐にわたる深刻な副反応が考えられるからです(187)。

それだけになおさら、ヨーロッパ各国政府が自国民に大量に接種したこの新種のワクチンの効果と安全性について、説得力のある実験結果が全く存在しないというのは驚くべきことです。しかも、これだけの短期間にことが進められたのです。

あっという間に、最高の有利な条件での緊急認可を目指して、3つの製薬会社が名乗りをあげました。アストラゼネカ社(アデノウイルスに基づいたヴェクターワクチン)、ビオンテック/ファイザー社(mRNAワクチン)、そしてモデルナ社(mRNAワクチン)です。

2020年12月21日、EU委員会はビオンテック/ファイザー社のワクチンを認可し、次いで早くも2021年1月6日にはモデルナ社のワクチンが、そして1月29日には、アストラゼネカ社のワクチンがEUの認可を得ました。

従来であれば、新たなワクチンの認可にあたっては少なくとも7年から10年の期間にわたる慎重な検証が行われましたが、今回はその全てがたった数カ月という期間に短縮されたのです。

こんなに短期間のうちに人々がリスクと効果を考量するだけの信頼できるデータを揃えられるというのでしょうか? ヨーロッパでは、このようにして全てが一気に進められましたが、一方、インドの保健省はビオンテック/ファイザー社のワクチンについて、国民の安全性が担保されないとして「ノー」の結論を出しました(188)。

ワクチンは感染予防になるか?

重篤で、場合によっては死亡に至るCOVID－19の症状に対する予防効果は、サルへの実験では、どのワクチンにも現れませんでした(189、190、191)。ある大問題が立ち塞がっていたのです。すなわち、感染させられたサルは、ワクチンを接種しようがしまいが、重症にはならなかったのです(192)。したがって、深刻な症状に対してワクチンに予防効果があるかどうかを検証することができなかったということです。

それでは、人間を対象とした実験は何を物語るのでしょうか?

主要メディアは何の批判もなく製薬会社のプレス発表を称賛する記事を拡散しています。私たちは「実験結果によればワクチンの予防効果は素晴らしい。ビオンテック／ファイザー社のワクチンには95%の効果がある」といった情報を知らされます。

しかし、この数字はどこから来るのでしょう? 私たちは、健康な人がCOVID－19で命にかかわるほどの重篤な症状になることは滅多にないことを知っているのに――。

実際、ビオンテック／ファイザー社の治験(193)での被験者4万人強の中から、170人のCOVID－19「感染者」が出ました(約0・4%)。そのうちの8人がワクチン接種を受けており(1人は重篤)、162人はワクチン接種を受けていませんでした(9人が重篤)。

このことから、「95％の予防効果」という仮説が導き出されるというわけでしょうか？

これほど少ない数の事例では、このようなデータ結果は科学的見地からすれば、「実証に耐えるものとはみなされない」と考えるべきではないでしょうか？

この実験の枠内で「COVID－19感染者」は一体どのように定義されたのでしょうか？咳、くしゃみ、喉のかすれなどの症状があったり、RT－PCR検査結果で陽性の人がCOVID－19の感染者とされたのです。

もう誰もが知るように、この検査の説得性はありません。本書で明示したように、この検査はSARS－CoV－2による感染を明確に証明するには不適切です。したがってこのワクチンは、ワクチン接種者の0・7％の人の咳、くしゃみ、喉のかすれを――いかなる働きによってかはともかく――予防したかもしれない、という程度の代物《しろもの》です。それだけのためにビオンテック／ファイザー社の実験では、何百人という治験ボランティアが重大な副反応に耐えなければならなかったし、なかには入院を余儀なくされた人々もいたのです。

他のワクチン製造会社の場合も事情は同じです。

医薬品の安全性に関する専門家であり、著名な医学雑誌『ブリティッシュ・メディカル・ジャーナル（BMJ）』の共同編集者であるピーター・ドーシは、「現在行われている治験のどれ一つとして、入院や集中治療の必要性、あるいは死亡といった深刻な事例を減少させるために設計されたものではない」(194)と厳しく批判しています。

ワクチンは感染とウイルス拡散を予防するか？

ワクチン接種の目的の一つとして広く言われているのは、ＣＯＶＩＤ－19への感染を防ぐだけでなく、ウイルスの拡散を止めるということです。すでに幼稚園や学校では、自分自身が感染していなくても、知らずにおじいちゃん、おばあちゃんにウイルスをうつすことで、彼らを「殺してしまう」ことになると教えられているのです。それを防ぐためにはみんながワクチンを打つ必要がある、子供も一緒に、と――。

そこで2つの疑問が出てきます。

①全国民にワクチンを接種することは有意義か？
②そもそも、ワクチン接種で感染を予防することができるのか？

まず、①の疑問について考えてみましょう。

リスクグループの防護のために、大多数の人々には危険性の少ないウイルスの蔓延《まんえん》を抑えようとすることにどれほどの意味があるのか、という疑問です。

コロナウイルスについては何十年も前から、人が無症状のまま体内に持っているものと理解されています。以前はこれらの人々は「健康」といわれ、誰も気にしませんでした。それが昨今は「無症状の感染者」とされ、極めて危険な存在になってしまいました。

しかし今や私たちは、SARS－CoV－2についてもこれまでと同様に「無症状の人がCOVID－19という重い病気を公共の空間で他人にうつすことはない」という事実を知っているのです(195)。

症状があるということは、ウイルスが活動的になり、私たちの体の免疫システムと戦う態勢に入ったということを意味します。一方、咳も、くしゃみも、喉のかすれその他の症状もないということは、私たちの体がウイルスを最初の段階で押さえ込んでいるということです。

無症状の人が息から吐き出すウイルスの量が、他の人を危険に晒《さら》すほどのものだという証拠はこれまでのところ存在しません。したがって、全国民にワクチンを接種するのは、科学的見地からは全く根拠のないことであり、無意味というほかありません。


次に②の問題、すなわち、ワクチンはそもそもSARS－CoV－2ウイルスの蔓延を防ぐことができるのか？　という問題に移りましょう。

目下のところロベルト・コッホ研究所（RKI）は、この問題はこれまでのところ全く解明されていない、と説明しています(196)。

この問題に対する答えを出すには、次の点を検証する必要があります。

①ワクチンを接種した人が、その後も感染する可能性があるかどうか、そして、
②その場合、ウイルスの量は他人を感染させるに十分な量かどうか。

唯一、アストラゼネカ社だけが「ワクチンを接種した人の方がしない人よりも感染の可能性が低い」と発表し、世界の耳目を集めました。

しかしよく調べてみると、このような結論を支えるデータが全く存在しないことが分かったのです。実施したとされる治験では、この問題の一部だけが取り上げられたに過ぎません。すなわち、どれだけの数の人がワクチン接種後に再び感染するか？　これをどのように検証したのでしょうか？　唯一の基準はRT－PCR検査が陽性であったかどうかです(197)。

さて、WHO自身が言っていることですが、PCR検査だけでは、感染を確認するには不十分です(198)。

それではいったい、アストラゼネカ社のワクチンを接種することで感染の拡大を大幅に抑えることができるという、何の証拠もない主張に何か意味があるのでしょうか？　全く無意味です。

そもそも、ワクチン接種という考え方そのものが問われなければなりません。

ワクチン接種によって作られる抗体は、その大部分は血液中を循環します。

分かりやすくするために、例えばあなた自身がそのような抗体になって、他の抗体たちと

一緒に自宅の居間――ここでは肺の血管――に腰かけている場面を想像してみましょう。そこにウイルスがやってきて、フロア――肺の細胞――に入ろうとして玄関のドアノブを掴んだとします。居間にいるあなたはウイルスの侵入を防ぐために何をするでしょうか？　こう、ウイルスに言うでしょう。「ダメです。入ってはいけません」と。

抗体は基本的に、侵入者が血流中で蔓延するのを防ぐためにのみ効果的な働きをします。このことは、コロナウイルス同様に気道を通って肺に入り込む肺炎球菌のような病原体に対するワクチンにも言えることです。ワクチンは肺の感染を防ぐことはできず、血流中のバクテリアの拡散と蔓延を阻止するためだけのものなのです。

ワクチンの有効性が極めて疑わしいことは明らかです。ではそのリスクはどうでしょう？　主要メディアは次のように伝えます。「遺伝子ベースのワクチンは何も新しいものではない」と。確かにその通り。ただし、これまで、ウイルス感染の予防のために、ヒトに接種されたことは一度もありません。

それもそのはずです。これらのワクチンには以前から、ある暗い影が付きまとっていました。これら3種類の遺伝子ベースのワクチンには――世間一般には注意深く隠されてきましたが――気がかりな接種直後の副反応があることが知られていたのです。すなわち、注射部位の激しい腫《は》れと痛み、高熱による悪寒《おかん》と震え、激しい頭痛、身体中の節々や筋肉の痛み、下痢、吐き気、嘔吐《おうと》などです。

ワクチン接種者の多くが病気になり、仕事ができなくなります。副反応のあまりの酷《ひど》さに、アストラゼネカ社は治験の途中で進め方の変更を余儀なくされました。それ以降被験者は、ワクチン接種にどうにか耐えられるように、鎮痛と解熱効果のあるパラセタモル〔解熱鎮痛剤アセトアミノフェン〕の大量服用を処方されたのです(199)。

治験の進め方のこのような変更は、科学的基準では決して許されるものではありません。

製薬会社の治験、その実態

どんな目的でこのような例外が認められたのでしょうか？　これから詳しく説明しますが、これらの副反応は、以前から言われているように、脳内で血栓が形成される可能性を示しており、いつでも生命を脅かすものです。鎮痛剤や解熱剤を用いて意図的に症状を抑えるというのは、犯罪に等しいものです。

ことはこれにとどまりません。アストラゼネカ社の治験は2020年6月と9月に中断されました。2度ともワクチン接種者1人の脊髄《せきずい》に極めて稀にしかみられない自己免疫疾患が現れたというのがその理由です(200)。「横断性脊髄炎（スモン）」は、身体の麻痺《まひ》症状を伴い、100万人に約3例と言われています。それだけに今回の場合、それほど多くない数の接種者の2つのグループからそれぞれ1例が出たというのは、まさに驚くべきことです。

アストラゼネカ社は即座に、最初の被験者が初期の多発性硬化症を患っていた、と言い繕《つくろ》いました。しかし、それを事前に誰も知らなかったとしたら驚くべきことです。そしてもう1人の事例は、純粋に不運な偶然だと述べました。これをもってワクチンの接種が継続されたのです。

それはアストラゼネカ社のみではなく、他社も同じでした。ビオンテック／ファイザー社のワクチンでは4人、モデルナ社のワクチンでは2人に急激な顔面の麻痺が出現しましたが、原因の解明はなされていません(201)。

モデルナ社やビオンテック／ファイザー社のワクチンでは、治験ボランティア接種者は同じように深刻な一般的副反応に苦しみました。

信じられないほど危険なものなので、もう一度繰り返します。

――全てのワクチンは、ワクチンを接種した無数の人々に症状を引き起こしています。

なぜ？　それは、脳内に血栓が形成されるからです。

このような場合、この現象をきちっと追究し、目をそらさないことが医学に課された義務です。

これほど多くの急激な副反応は、従来のワクチンでは見られなかったことです。過去2年間に報告されたアメリカでのワクチン接種による副反応の数と比較すると、ＣＯＶＩＤ－19

ワクチンによる副反応の事例はすでに圧倒的に多い数になります。認可されたのが2020年12月だというのに……(202)。

ワクチンの真のメリット(使用価値)——すなわち重症化と死亡の防止——がこれらのワクチンによって現れなかったという事実を見るにつけ、現在進行中の大規模な接種にブレーキがかけられずに続けられていることが、私たち著者には理解できません。

mRNAワクチンは危険なのか?

「mRNAワクチンに危険性はない」と広く喧伝されています。その根拠としては次の2点が挙げられています。

①いわゆる「スパイクタンパク質」というウイルスのわずかの部分についての情報だけが、接種者の体内に送り込まれるだけであり、

②その際、自然界においても作り出されるもの以外のものが付け加えられるわけではない。ウイルスは細胞に感染したときにその遺伝物質をも放出し、それによって接種者の細胞が「ウイルス工場」になる。

つまり、「基本的に全く問題なし」ということでしょうか? いやそうではありません!

呼吸器の感染は気道において起こります。細胞の破壊という最悪の場合でも、血管の再生によって比較的問題なく快復することが可能です。

しかしワクチンの場合は、ウイルス情報は筋肉組織に注入されます。多くの人は、パッケージされた状態のウイルス遺伝子は注入箇所——つまり筋肉組織——にとどまると思っています。つまり、遺伝子はその場で細胞に取り込まれ、そこでほとんどの「ウイルス工場」が立ち上げられるものだと——。

したがって、注入箇所の腫れや発赤《ほっせき》（皮膚の赤み）、痛みが生じることは考えられるものの、それは比較的軽いものであって、数日のうちに治るものだ、と思っているのです。

これは致命的な誤りです！

モデルナ社およびビオンテック／ファイザー社のウイルス遺伝子は、「リピド（脂質）ナノ粒子」にパッケージされています。紙製ではなく、脂質でできた極小のパッケージです。それによって中身が守られ、私たちの身体の細胞に、より簡単に取り込むことが可能になります。このようなパッケージ自体によって、アレルギー反応のリスクは従来のワクチンよりも数倍高くなるのです(203)。

だから「アレルギー体質の人には接種しないように」という警告には理由があるのです。場合によっては命にかかわるほどの反応（アナフィラキシー）を引き起こすこともあります。実際、この種の危険な副反応に見舞われて救急手当てを受けた治験ボランティアが多数いました。

それに加えて、ナノ粒子は他にも多くの危険な副反応を引き起こすことがあります。接種者の血液細胞と血液の凝固《ぎょうこ》システムの機能が害される可能性があるのです(204)。

しかも、さらに深刻な問題があります。溶解する物質が筋肉に注入されると、血流に入り、短時間で全身に行き届くというのは、医学の基礎知識の一つです。まさにそれゆえに、即効性をねらって物質を〝筋肉〟注射するのです。

周知のごとく、注射された遺伝子パケットも同様に血中に入ります(205)。似通ったサイズの遺伝子ベースのヴェクター《運び屋》ワクチンの場合も、当然、血中に入ります。それを取り込むのがどのような種類の細胞なのか、処理はどのようになされ、ウイルスのタンパク質はどのように作られるのか？

答えはこうです——。「確実なことは何も分かっていない！」

私たちは現在、大がかりな人体実験を目撃しているのです。これは全く無責任なことです。ましてや最初から慎重にならざるを得ない根拠が存在しているのだからなおさらです。この「パッケージング」の危険性についてはすでに知られていたのですから……。

——説明義務を果たさない医師たち

しかし、これよりもっと重大なのは次のことです。

すなわち、SARS《サーズ》や他のコロナウイルスでの動物実験において、抗体依存性のエンハンサー（増幅）効果が危惧《きぐ》されているのです（206、207）。SARSやMERS《マーズ》に対するワクチンを開発するための数十年に及ぶ無駄な努力の中で、このエンハンサー効果は多くの問題点の一つでした（208）。そう考えると、SARS－CoV－2については、この増幅効果を明確に排除すべく、動物実験を行う必要があったのではないでしょうか？

しかし、このテーマに関する科学論文は存在しません。にもかかわらず、ワクチン接種を受けようとする人々に対して、ワクチンが酷い病気を引き起こすかもしれないと注意を呼びかけない医師たちは、説明義務を果たしていないことになります（209）。

さらに深刻なのは、ウイルスの遺伝子をワクチンとして接種することで、他の新たな、免疫による増幅効果を引き起こすことはないかという問題です。前もって、ごく基本的な事柄を考慮し検証しなければならなかったのではないでしょうか？

もう一度思い出しておきましょう（第13章も参照）。

すなわち、リンパ球には長期記憶があります――コロナのゴミがどんな形をしているかを覚えています。コロナのゴミは種族がどうであろうと皆、同じような形をしています。全ての人間はコロナウイルスに対するトレーニングを卒業しており、SARS－CoV－2のゴミを認識するリンパ球を持っているのです。

それでも、このような交差反応型キラー・リンパ球は、古い血液サンプルの40〜70％にしか確認されておらず、したがってSARS－CoV－2に対する反応は弱いものだ、と反論する人がいます(210)。しかし血中には、全てのリンパ球のうちのわずかな部分しか存在しないということが知られています。それ以外のものはその間、リンパ器官（特にリンパ節）で静かに休んでいるのです。

興味深いことに、2020年4月にスウェーデンの研究者たちが、ある注目すべき事実を発見したという報《しら》せがありました。SARS－CoV－2による症状の重さに関係なく、全ての感染者（100％）の血中で「十分な数のTリンパ球が戦闘準備態勢にある」というのです(211)。

これは次のことを示唆《しさ》しています。すなわち、免疫システムとウイルスとの戦いの初期段階ではリンパ球の反応は鈍いという事実があるにもかかわらず、素早く強力な反応があるということは、警告を前もって受けていた兵隊たちがすでに防御のために立ち上がっており、いつでも出動できる状態にあることを意味しています。これらの兵隊はリンパ器官から飛び出して、敵をやっつけます。

彼らの主な任務は次の通り。――ウイルス工場を撃滅すること。ウイルスを製造する自らの細胞を殺すことです。

■――壮大なる人体実験の果てに

さて、大がかりな人体実験という新たな現実に戻りましょう。

注射された遺伝子パケットは、局部的に筋肉細胞に取り込まれますが、しかしその大部分は、周辺のリンパ節と血流に入り込みます。リンパ節では免疫チームが集合しています。そしてウイルスのタンパクを作り出し、溜まったゴミを細胞の表面に吐き出します。すると隣に控えているコロナに特化したキラー・リンパ球がそれに飛びかかる。つまり、ウイルス工場を発見し、これを破壊するのです。兄弟喧嘩の始まりです。免疫細胞同士の戦いです。リンパ節の腫れはこの反応の兆候かもしれません。それに痛みも……。

リンパ球は互いにせめぎ合い、それからさらなる敵を目指してリンパ節から流れ出していきます。そしてコロナのゴミを外に吐き出している筋肉細胞の中に敵を見つけ出して、攻撃態勢に移ります。注射の箇所には発赤、腫れ、痛みといった症状が出るわけです。

これだけでは終わりません。これからが〝悪夢〟なのです。

例えば砂糖のような極小の物質が血中から繊維組織に漏れ出す一方で、タンパクのようなサイズの大きな分子はそうはなりません。細胞層や内皮細胞に包まれているために血管の壁は隙間がないのです。

ところで遺伝子パケットの大きさはどうでしょう――大きいか小さいか？　相対的に非常

に大きい、というのが正解です。

したがって、いったん血液中に入れば、血球と同様に血管の管の閉じられた網目の中にとどまります。ほんのわずかの部分が白血球に取り込まれるだけです。しかしおそらく、ほとんどのウイルス工場は内皮細胞の中に設《しつら》えられるでしょう。なかでも血液がゆっくりと流れるところ——小さい血管および極小の血管の中でしょう。なぜなら、遺伝子パケットはそこで特に効果的に細胞に取り込まれ得るからです(2-2)。

すぐにスパイクの生成が始まり、数時間後にはすでに、血液に向かっている細胞の側に、小さな植樹された木のように、ウイルスタンパク質が現れます。タンパク質の生成時に蓄積される「老廃物」がこれに加わり、これも細胞によって「玄関先に置いていかれる」ことになります(第13章を参照)。そこで、複数の出来事が交差するのです。

通過する血小板は、植え付けられたウイルスのスパイクに接触することで、文字通り、「スパイクする」、つまり活性化されます。そうすると、血液が凝固しやすくなります。同時に、キラー・リンパ球がやって来て、ゴミを認識し、細胞を破壊する目的で攻撃を開始します。

そこで何が起こるかは、たやすく想像できます。内皮細胞の崩壊とそれに伴う血管の覆いの損傷によって、たいていは、血液凝固が始まり凝血《ぎょうけつ》が形成されます。凝固システムが、さらにスパイクによる血小板の活性化によって最も強力な形にされるために、凝固プロセスが最高のスピードで進行するのです。

これが、体内の無数の箇所にある無数の血管で起こるでしょう。脳や脊髄《せきずい》、心臓や肺などの臓器、さらには足の深部静脈で起きれば、最悪の結果は容易に想像できます。

副反応がこのように極めて広範にわたることを、どのように説明すればよいでしょう？議論のために一つの簡単なテーゼを提示しましょう。

重要な要因として、コロナウイルスに対する免疫システムの「能力」が考えられます。能力が高ければ高いほど、スパイクタンパクを生産する細胞への攻撃力が強くなり、またそれだけ自己損傷も大きくなります。逆説的ですが、免疫力が特によく鍛えられている人ほど重症化しやすいということです。

このことに関連して考えられるのは、ワクチン接種はコロナに対して免疫システムを「鍛える」、ということです。そして、それによって、将来実際に感染したときに、ワクチン接種に過剰に反応することがあり得るのでしょうか？　すなわち、様々な型のコロナウイルスの発生とともに、免疫にまつわる重篤な病気の波が私たちを襲ってくることになるのでしょうか？　そして、ワクチン接種を重ねるごとに重大な事故の数が増えていくと考えるべきなのでしょうか？

――すべては何のため？

ドイツでは、２０２０年1月1日から6月15日までの最初の「波」で、60歳未満で既往症のない52名の人が、ＣＯＶＩＤ‐19を伴ってか、またはＣＯＶＩＤ‐19が原因で死亡しました[213]。

現在、健康な60歳未満の人々（約６０００万人）は、同じような運命から命を守るためにワクチンを接種することになっています。

これは、真剣に考えさせられることではないでしょうか？　ワクチン接種は本当にリスクがなく、メリットがリスクを上回るものなのでしょうか？

これから注意深く見守っていかなければなりません。

第16章 イスラエルはワクチン実験室？

イスラエルでは、よく知られているように、２０２０年12月19日からビオンテック／ファイザー社のｍＲＮＡワクチンによる大量接種が行われました。接種は半年ごとに繰り返されることになっています。それに対して、イスラエルが収集した患者データをファイザー社と共有することに同意したようです。このようなことは今までにありませんでした。国家全体が〝実験室〟になったのです(214)。

さらに、イスラエルが記録的なワクチン接種プログラムによって「ワクチン接種の効果を確認した」という報道が繰り返しされています(215)。では、データはどうなっているのでしょうか？　２０２１年2月中旬までに30％近くのイスラエル人が完全に接種を受けた後では、顕著な効果が見られるはずです。

しかし、現実は違うことが分かるのです。興味深いことに、ワクチン接種が始まると、コロナ感染の報告数と、COVID－19による、あるいはCOVID－19を伴う死亡者数が爆発的に増加したのです。イスラエルだけでなく、小国のジブラルタルやセーシェル共和国、アラブ首長国連邦なども積極的にワクチン接種をしました。

確かに、これは単なる偶然でしょう。しかし、ワクチン接種率が特に高い国は、他の国と比較しても死亡率が特に高いというのは瞠目《どうもく》すべきことです(216)。

保健当局に言わせれば、まずは予防接種の効果が出てから、ということでしょう。多くの人が2回目の接種を受けた後、イスラエルでは2月初旬のどこかの時点で、告知された効果が徐々に現れるはずです。果たして、それは本当でしょうか？

さて、2020年9月のワクチン接種前のイスラエルでは、症例死亡率（致死率）が0・7%前後で推移しており、2021年3月にも0・7%前後で推移しています(217)。

つまり、病人が死亡する数は以前と変わらないのです。

しかし、もしかしたら、その人たちは当時ワクチンを接種していなかった50%近くの人たちだったのでしょうか？

ワクチンを接種した人を詳しく見る必要があります。彼らがCOVID－19に感染して病院に行かなければならない可能性は低いはずなのです。そう主張されています。

さて、冬のピークとしては、確かに60歳以上の接種者が目立った一方で、60歳以下の接種者がCOVID－19で入院する割合は確実に増えました。合計すると、ワクチン接種前

（２０２０年12月18日時点）のＣＯＶＩＤ－19による週間入院数は３１０件、ワクチン接種後（２０２１年２月16日時点）は５１９件となりました。重症のＣＯＶＩＤ－19患者についても同様の傾向が見られました。ワクチン接種前（12月18日時点）は１４９人、ワクチン接種後（２月16日時点）では２９２人のワクチン接種患者が重症ＣＯＶＩＤ－19で入院していました。言い換えれば、ワクチン接種によって、ＣＯＶＩＤ－19での入院可能性が低くなってはいないのです。特に、60歳未満ではその逆になりました(218)。

では、そのメリットはどの程度のものでしょうか？　これまで同様、誰にも分かりません。私たちの見方では、人体実験が延々と続き、熱心にワクチン接種を受けようと人々が参加しているということです。

概してこれらの数字には説得力が無いので、イスラエルでは第４次ロックダウンの話が出ているのです(219)。

このような説得力のないデータにもかかわらず、イスラエルは意図的に二層社会に向かっています。ワクチン接種への圧力は大きく増していて、ワクチンを接種した人にはレストランやホテル、映画館を訪れる際に基本的なアクセス権が付与されるグリーンパスポートが発行されます。ようこそ、「新しい生活様式（ニュー・ノーマル）」へ——。

ドイツ、そしてヨーロッパもこれに着手しており、ヨーロッパのワクチンパスポートを阻むものは何もありません(220)。

同じ時期、2021年1月27日に欧州評議会は「COVID－19のワクチン接種を直接的にも間接的にも強制してはならない」という決議をしていました。加えて、人々に対してこれが人体実験であると説明する義務があるにもかかわらず説明がなされなかったことに対し、イスラエル政府によるニュルンベルク綱領違反として、ハーグ法廷（国際刑事裁判所）に提訴がなされました。イスラエル政府はファイザー社を通じて、イスラエル国民に対する違法な実験を許した、というのが提訴の趣旨です。

ニュルンベルク綱領の第1原則では「個人は自発的にしか実験に参加してはならない」とされていますが、国民はワクチン接種が実験であることすら知らされていませんでした。また、ワクチン非接種の人が実質的にいないのであれば、自発性があるとは言えません。

評決が気になるところです(221)。

第17章

混迷するワクチン騒動、幸運と不運のはざまで

イスラエルの例を見てみると、たとえ国民の大部分がワクチン接種しても、マスクが非着用になるわけでも、基本的権利が回復するわけでもありません。それでも、まさに新たな自由への期待が、多くの人をワクチン接種へと向かわせる原動力となっているのです。これは幸せへと戻る道でしょうか？

効果とリスクの比較分析を求めているのは、私たちだけではありません。2020年末に印象的なアピールがありましたが、そこでは、ワクチンが唯一の救い手と一方的に描かれていることを、200人以上の医師、薬剤師、科学者が批判しているのです(222)。

懸念の声は世界中で上がっています。英国の「医療の自由連合」は公開書簡の中で、ワクチン接種率の高い国では、COVID-19による死亡例が突出して多いことを指摘しています(223)。

それだけではなく、全体的な数字を見ると、ワクチン接種は危険であるという懸念が生じます。米国（VAERS＝「早期に予防接種安全性に関する問題を発見するモニタリングシステム」）、EU（EudraCT＝欧州臨床試験データベース）、英国（MHRA＝英国医薬品・医療用製品規制庁）のデータによれば、COVID-19のワクチン接種に関連して、わずか2カ月で約3000人の死亡者と数千件の「有害事象」が発生しています。このリストによると、3月末までに米国だけで2000人以上の死亡者が出ているのです(224)。

ワクチン報告システムは通常、有害事象のほんの一部しかカバーしていないため、これらの数字は過小評価されていると思われます。

騙《だま》されやすい多くの人々は、「治療効果のあるワクチン」が愛する人の死と関係があるなどと想像することはできないし、またしたくもないでしょう。また、報告された死亡例は、必ずしもワクチン接種が直接の原因であるとは限らないのも確かです。

しかし、注目すべきは、ワクチン接種後の死亡者の約半数が、接種後48時間以内に発病し、その後死亡していることです。このような短い期間での相関関係は、無視することができません。

パウル・エアリッヒ研究所（PEI）によれば、ドイツでは2021年1月初旬から3月初旬までに、コロナワクチンに関連して330人が死亡しています。これほど多くの死亡例は、ここ20年間での他の全てのワクチン接種を合計しても報告されていません(225)。

血栓事例の頻発、そして規制当局への書簡

重度の副反応が出た人や死亡者の多さが目立ってきました。このような高い数値は、以前のいかなるワクチンでも現れませんでした。

アストラゼネカ社のCOVID－19ワクチンに関連した致命的な血栓形成の恐ろしい事例がヨーロッパ全土で報告されています。他社製のワクチンについても、恐ろしい報告が出されています。神経障害、出血、脳卒中、心筋梗塞、肺炎、半身不随、そして死亡——。新しいワクチンの作用原理はどれも非常によく似ているので、同じような副反応があると考えるべきではないでしょうか(226)。

このような背景から、私たちは医師や科学者のグループとともに、欧州の規制当局であるEMA（欧州医薬品庁）に書簡を送ることを決めました。その際に重要な役割を果たしたのが、免疫学者で毒物学者のステファン・ホッカーツです。肺疾患の専門家であるヴォルフガング・ヴォダークや耳鼻咽喉科の専門家であるボードー・シフマンとともに、2020年3月の時点で「コロナの嘘」と呼ばれるものを批判的に検証した最初の人たちです。その後も、全員が繰り返しワクチン接種の危険性を指摘しています。

書簡の中で私たちは懸念を表明しました。EMAには、特に血栓形成の危険性が承認前に検討された上で、除外されたことを示す証拠を提示するよう求めました。それができなければ

ば、事実が明らかになるまで勧告を撤回しなければならないはずです。健康な血管系で血栓形成の引き金を引くことは、常に健康と生命を脅かす事象となり得るからです。

この書簡の中で、私たちの懸念が簡単な実験室での検査で確認あるいは反証できることもまた指摘しました。ワクチン接種後に病気になった人の血液中の「D－ダイマー」の値を調べさえすればよいのです。

血液は、セメントのような物質（フィブリン）を形成することで固まります。身体の表面に血栓ができると、それが持続し、数日後にはかさぶたのように剥《は》がれ落ちます。しかし、閉鎖された血液中に血栓ができると、血液中の酵素によって徐々に消化され、除去されます。D－ダイマーは、この消化過程の産物です。これらは簡単に判断できるものです。健康な人は、血液中のD－ダイマーの濃度が非常に低いからです。濃度の増加を確かめることによって、血管系中の血栓形成が確実に証明されるのです。

2021年2月にこの事実を公表した直後から、私たちの懸念を裏付ける多くの意見が寄せられました。ワクチン接種後にD－ダイマーが何倍にも上昇した症例を、幾度も医師から聞かされました。そして、これが確定されたようです。オーストリアとデンマークで若年層の血液凝固障害や肺塞栓症《はいそくせんしょう》による重篤な病気や死亡が発生したため、3月11日にさきがけとしてこれらの国々でアストラゼネカ社のワクチンの使用禁止措置が取られました。ニュース報道では、これはあくまでも個々のロットの問題であるとされていました。

この誤った思い込みの致命的な側面に光を当ててみましょう。

3月15日、ドイツでもワクチン接種が中止されました。そのとき、ドイツでは脳の静脈に血栓ができたケースが7件ありました。この血栓は、死亡や生涯にわたる神経学的な後遺症につながる可能性があります。その10日後には、すでに13件の症例があり、3人が死亡しました。いずれも20歳から63歳で、COVID－19で死亡するリスクはほとんどない年齢でした(227)。

しかし、停止措置は3日と続かず、EMA（欧州医薬品庁）からはすぐに続行勧告が出され、その報道は即座にメディアを駆け巡ったのです。「EMAの見解としては、アストラゼネカ社のワクチンは安全である」と――。

ここでもまた、誤った情報が流されています。実際には、EMAは「血栓症とワクチンとの関連性は否定できない」と判断しているのです(228)。EMAは「ワクチンのメリットがそのリスクを上回る」と推定しているに過ぎません。

ノルウェーの研究者たちは「命にかかわる血栓や血栓症の原因がワクチンにあることは明らかだ」と結論づけています(229)。

EMAは2021年3月18日の記者会見で「アストラゼネカ社のワクチンと血液凝固障害の関連可能性の疑いを慎重に検討している」と発表していました。その時点までに、50歳未満の人に重篤な血液凝固障害が17例報告され、うち9例が死亡していました。

凝固障害には2つの異なる症状が把握されました。

①血液凝固機能低下による重度の出血傾向（DIC：播種性《はしゅせい》血管内凝固症候群）＝5例

②脳血管内での血栓形成（CVST：脳静脈洞《のうじょうみゃくどう》血栓症）＝12例

EMAの説明によれば、疾患①（DIC）の「通常の」予想発生数は、該当期間のワクチン接種者数に対して1未満であり、疾患②（CVST）の予想発生数は1・3となります。したがって、ワクチン接種との関連性を完全に否定することはできないものの、ワクチン接種のメリットは、この数値的には〝ごくわずかな〟リスクをはるかに上回るだろう（2000万人の接種者の場合）、としているのです。

読者の皆さん、文字通りの意味で「致命的に深刻な状況」になってきました！

疾患①についてですが、健康な人のDICの「通常」の発症率は全くのゼロです。これは医学の基礎知識です。EMAがゼロであるものを、1としているのは、間違いではありませんが、完全なミスリードです。「通常」の発生率がゼロである以上、全ての症例はワクチン接種によるものであるはずです。

EMAに報告されていないこの種の症例はもっと数多くあったと考えられます。単に探索されていないだけなのです。EMAが数えた症例は、その経過があまりにも明確で劇的で、否定し得ないものだけでした。

━━少しだけ専門的な追加情報

①DIC について

DIC（播種性血管内凝固症候群）では、凝固因子の消費により、これが不足し、その結果、逆説的に極端な出血傾向に陥《おちい》ります。そして、あらゆる臓器に出血が起こるのです。

「ワクチン接種後に皮膚からの出血が非常に多い」という話を聞いたことはありませんか？ もしかしたら、これら全てが認識されていなかったDIC症例なのではないでしょうか？ まだ幸運だったのでしょうか？

大量出血による脳卒中とは対照的ですが、それらもDICとして登録されていなかったのではないか、と疑われます（これらの血液凝固障害はいずれも致命的なものです。その多くは確実にワクチン接種後に致命的になっていますが、そのようには認識されていません）。

②CVST について

脳内での血栓形成（CVST＝脳静脈洞血栓症）は、どんなものでも生命にかかわるほど危険なものです。ワクチン接種後の重症例の発生率が予測の9倍であれば、これは偶然の一致ではあり得ません。見て見ぬふりをするのは無責任です。

そんな血栓形成の代表的な症状とは何でしょうか？　激しい頭痛です。その他の典型的な症状は何でしょうか？　吐き気、嘔吐、筋力低下から麻痺、視力や聴力の低下、全身倦怠感、意識障害、その他です。

コロナワクチン接種後に激しい頭痛を経験した人はいますか？　吐き気や嘔吐は？　その他、上記のようなことがありましたか？　あなたもその一人ではありませんか？　これらの症状は、他のワクチン接種では発生しないのです。

全ての人々への緊急の私たちからのアドバイスです！

――ワクチン接種後にこれらの障害が少しでも疑われる場合は、特に念入りに検査しなければなりません。血液中のＤ－ダイマーをすぐに測定し、激しい頭痛などの症状には画像診断を行ってください。いずれの場合も生命にかかわる可能性があり、専門医による治療が必要です。画像診断で脳静脈血栓症と診断されたら、直ちに適切な治療を開始しなければなりません。さもなければ、致命的なダメージを即座に、あるいは後に受ける危険性があります。

ワクチン接種のリスクはメリットに比べて極小か？

もう一度確認します。

ドイツでは、２０２０年1月1日から6月15日までの間に、持病のない60歳未満の人で、

ＣＯＶＩＤ－19を伴うか、あるいはＣＯＶＩＤ－19を原因として死亡した人はわずか52人でした（230）。

今回、健康な60歳未満のドイツ人（約６０００万人）が同じような運命にならないよう、ワクチンを接種することになりました。

アストラゼネカ社のワクチン接種者の半数が60歳未満であったと仮定しましょう。つまり、１０００万人が予防措置と称するものを受けたにもかかわらず、９人がＤＩＣ／ＣＶＳＴで死亡したことになります。

ここで質問です。

では、６０００万人がワクチンを接種した場合、何人のＤＩＣ／ＣＶＳＴによる死亡が予想されるでしょう？　52人より多いでしょうか、少ないでしょうか？

念のためですが、この中には、肺塞栓症、肺不全、心臓発作、脳卒中、神経麻痺、失明、難聴など、致命的な結果をもたらす他の血液凝固障害は含まれていないことに注意してください。これらについての数字は存在しないのです。ワクチンの後遺症とは見なされず、したがって報告されないためです。ワクチン接種が原因で死亡した可能性のある、既往症を持った高齢者のケースも全く含まれていません。

パウル・エアリッヒ研究所によれば、ワクチン接種後に死亡した例はあるが、人は80歳を超えればこの世を去っていくのは予想外ではないと言います。ワクチン無しでもそうなったと考えることができ、「関連性を探ることに意味は無い」というのです。

果たしてそうでしょうか？　しかし、いくつかの統計で〝恐ろしい事実〟が明らかになっています。

プログラマーでビッグデータ専門家のマーティン・アダムは、独自の分析方法で死亡者数を調べました。ドイツの400以上の郡で、2020年1月1日から12月26日までの老人介護施設や高齢者施設での80歳以上（この年齢群が真っ先にワクチンを接種されたのです）の死亡者数と、2020年12月27日のワクチン接種開始から2021年2月28日までの死亡者数を比較したのです。

2021年1月と2月の死亡者数はほとんどの郡で、少なくとも過去12カ月間と同程度でした。しかし、51の郡では、死亡者数が4倍以上になったのです。しかも22の郡では、死亡者数が前年全体の6倍、あるいは10倍を超えていました(231)。

パウル・エアリッヒ研究所がいまだにワクチン接種との関連性を見出せないのであれば、彼らの能力を疑い、現状に対する司法の注視を促すべきではないでしょうか。

COVID－19ワクチン接種について、いったい何件の症例や死亡例を待てば、検討に値すると考えるようになるのでしょう？

第18章 失われていく年月

もしワクチンが効くとすれば、COVID－19の死亡リスクが最も高い人々に、寿命をあと何年間プレゼントすることができるでしょうか？

ドイツの平均寿命は81歳（男性78・9歳、女性83・6歳／2020年）ですが、COVID－19が原因で、あるいはCOVID－19を伴って死亡した人は平均して高齢で、多くの既往症を抱えていたことが分かっています(232)。

今のところ、これ以上多くを語る必要はありません。しかし、コロナ騒動を何としても、さも本当の世紀の大惨事であるかのように思わせ続けなければならないようです。そのためには、繰り返し恐怖のメッセージを見出しに載せ、爆発性の燃料で人々の恐怖の火を燃やし続けなければならないのです。

そうした中に、ロベルト・コッホ研究所（RKI）が発表した「失われた年月のレポート」

というものがあります。オンライン医療誌『エルッテブラット』に掲載されたこのレポートは、年初のロックダウン終結を心待ちにしている人々に恐怖の光景を突きつけるタイミングで、恐ろしいメッセージを伝えたのです。いわく、「ドイツでCOVID－19に感染して死亡する者は、人生のほぼ10年を失う」と(233)。

時を置かず、全メディアがその流れに乗ってきます。

『ディ・ヴェルト』紙は次のような見出しをつけて報じました。「RKIの分析によれば、コロナの犠牲者は平均で人生の9・6年を失った」(234)

『フォーカス』誌の続報記事では「この研究は、高齢者や以前に病気になった人だけがウイルスに感染するのではないことを証明している」とされています(235)。

いかにも信頼に足る人物の発言であるかのような書きぶりですが、これらの記事には様々な点で首をひねりたくなる十分な理由があります。

ともあれ、ここではそもそも何が問題とされているのでしょう?

まず、平均(死亡)年齢と平均寿命を区別する必要があります。平均死亡年齢に達している人は、統計的にはまだ数年の猶予《ゆうよ》があるのです。結局、これはあくまでも平均値であり、この年齢に到達せずにすでに亡くなっている人も多いので、他の人にはまだ長く生きる余地があるのです。

しかし、女性も男性も81歳まで生きられたとしても、平均寿命がどれだけ延びるかは、非常に多くの要因、特に既存の基礎疾患に左右されます。ＣＯＶＩＤ－19が原因で、あるいはそれを伴って死亡した人のほとんどが、少なくとも１つ、多くは複数の持病を持っていました。ハンブルクの病理学研究所で解剖された６１８人のコロナ死亡者のうち、持病がなかったのはわずか１％でした(236)。しかし、このことが知られているにもかかわらず、ＲＫＩの計算はこの事実を無視しています。

このように、失われた10年の話は、政府機関であるＲＫＩが言う多くの話と同様に、おとぎ話の世界に属するものであって、現実とは何の関係も無いのです(237)。

第19章

感染の波、もう一波、またもう一波……

ウイルス性呼吸器感染症の季節的なサイクルは、何千年も前から広く知られており、温暖な地域の冬季シーズンには、毎年、風邪やインフルエンザの流行が時計仕掛けのように人々を襲います。冬のピークの高さは、年によって異なります。

次ページのグラフは、過去20年間（1999年〜2020年）の感染性呼吸器疾患の総数を示したものです(238)。

ドイツでは、インフルエンザウイルスは12月から3月にかけてピークを迎え、コロナウイルスは10月あるいは11月から3月に多く、そして12月にピークを迎えます。

もしも、数世紀前からインフルエンザのシーズンを波のように数えていたら、どうなっていたでしょうか？

今後、本当にコロナのシーズンごとに波をカウントしようというのでしょうか？

２０２０年３月、コロナのシーズンは終息期を迎えていました。しかもそれは、実験室パンデミックだったと今では判明しているのですが――。そして、ＳＡＲＳ－ＣｏＶ－２ウイルスは、他のコロナの親戚と同様に夏に休止し、秋から冬にかけて、誰も気にしない他のコロナと全く同じように、再び現れたのです。

第２波が来た！　次は第３波か？　どこまで続くのでしょう？

ウイルス性感染症の波、その季節的なサイクルは変わらない

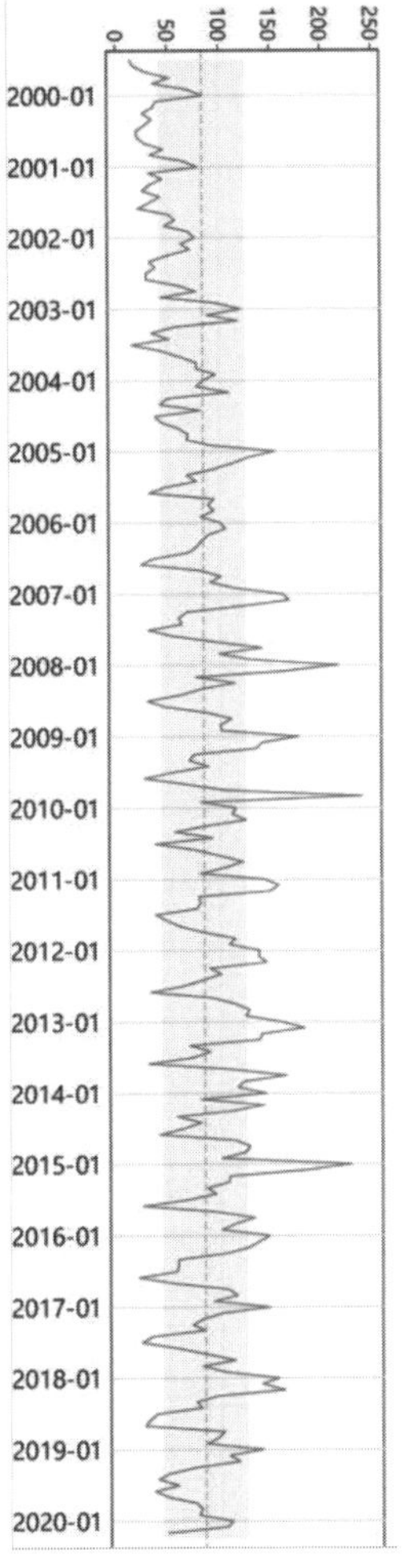

年ごとの感染性呼吸器疾患の総件数
（出典：https://pubmed.ncbi.nlm.nih.gov）

SARS－CoV－2ファミリーに新参者が加わったことで、この国の季節性が変わったという証拠はあるのでしょうか？(239)

SARS－CoV－2の変異の出現によって、この基本パターンが変わる可能性はあるのでしょうか？　いいえ、ありません。

変異は常に起きており、SARS－CoV－2の親戚でも起きています。誰も探さなかっただけなのです。探す必要がないからです。一年じゅう私たちの中で居心地良く過ごすために、一晩でウイルスの特性が変わるわけではないのです。

「(感染の)第2波が来る」という説は、2020年にクリスチャン・ドロステンが言い出したことです。彼はスペイン風邪のことを引き合いにしました。100年前、スペイン風邪の第2波では4000万人から5000万人の命が奪われたのです。

ちょっと待ってください。それはどういうことでしょう？

今から100年も前の1918年といえば、ウイルス学の黎明期《れいめいき》であり、多くのウイルスファミリーが知られてさえいなかった時代です。ですから、第2波といっても、同じウイルスとは限らないのです。多くの科学者がそう仮定しましたが、決定的に証明されたことはありません(240)。

最初の「インフルエンザの波」は1918年の春に米国を襲いましたが、それは良性のものでした。死者もほとんど出ませんでした。第2波はその年の10月に始まり、信じがたいほど多くの若者を含む何百万人もの命を奪いました。

邪推と言われるかもしれませんが、第1波の背後には、別のウイルスがあったのではないでしょうか？　感染した細胞を死に追いやることのないウイルスだったのでは？　典型的な流行のピークが春のコロナウイルスだったのではないでしょうか？

さらに、インフルエンザウイルスは肺の中に破片を残し、その上に細菌が飛びかかるのはよくあることです。当時、インフルエンザによる主な死因は、接着細菌性肺炎でした。

1960年頃から抗生剤が導入されると、状況は一変します。肺炎球菌、ブドウ球菌、インフルエンザ菌（死亡した人の肺から発見され、インフルエンザの原因菌と勘違いされたことからこの名がつきました）などの細菌は、抗生剤のおかげで克服できるようになったのです。そのため、インフルエンザが大流行しても、かつてのように多くの犠牲者を出すことはありません。

今でも説明がつかないのは、スペイン風邪の若い犠牲者の中に、完全に健康な米国人兵士が非常に多く含まれていたという事実です。これには何か理由があるのでしょうか？

1918年の夏、米国では史上最大のワクチン接種キャンペーンが行われました。400万人以上の兵士に腸チフスのワクチンが接種されました。腸チフスは、太古の昔から世界中の戦闘部隊を壊滅させ、多くの戦いでの勝敗を決定づけた病気です。

さて、従来のワクチンには、炎症反応を活発にし、免疫システムを刺激して抗体を作らせるブースターが含まれています。しかし、免疫システムを刺激することは、特に肺のウイルス感染の場合には、危険を伴う可能性が高いのです。リンパ球は落ち着いて仕事をしたいと思っているし、ウイルスに感染した細胞はできれば大騒ぎせずに殺して処分されるべきです。戦闘物質とメッセンジャー物質の嵐（サイトカインストーム）は、人間にとって最もありがたくないものなのです。

このような状況が、コロナ危機でも重要な役割を果たしたと思われます。際立っているのは、この病気が若年層の患者においても重篤な経過をたどったのが、概してワクチン接種が異常に強力に推奨されたり、当局からの強制接種が行われた地域であったことです。

イタリア北部では2019年冬、インフルエンザや肺炎球菌に対する予防接種キャンペーンに加えて、髄膜炎菌《ずいまくえん》に対する大規模かつ積極的な予防接種キャンペーンが行われました。これにより、SARS－CoV－2に限らず、ウイルス性の肺炎に対して住民があらかじめ敏感な状態にされた可能性があります。100年前のアメリカ兵と同じように。

この主張が、中立的な科学的検証に耐えられるかどうかは分かりません。しかし、反証が得られるまでは、公共の利益のために、その可能性を見守ることにしましょう。

さて、第2波の問題に戻りましょう。もし、1918年に第2波が存在しなかったとしたら、その後の疫病やパンデミックで第2波が記録されたことはあるのでしょうか？

シンプルな答えは、ノーです。第2波は一度もありませんでした。理由も分かっています。何もせずとも免疫システムが私たちを守ってくれるからです。これまでもそうだったし、これからもそうなのです。

騙《だま》されてはいけません！「フランスで4万人が新たに感染し、多数の死者が出ている」といった怖い話は嘘です。エビデンスを求めましょう。疾患やPCR検査のCt値を確認しましょう。そんなものは存在しないのですから——。

以上をまとめてみましょう。

1918年に発生したスペイン風邪で第2波が異常な猛威を振るい、その原因がいまだにはっきりしないことを除けば、このようなことは流行病やパンデミックでは二度と起こっていません。いかなる流行においても第2波はありませんでしたし、SARS－CoV－2の場合は状況が違うと考える理由はありません。

それどころか、私たちのリンパ球が、コロナウイルスを種類を超えて認識することは確実であり、そのため、国民の間にはすでに十分な「背景免疫」が存在しています。この背景免疫は、季節的な流行によって強化されこそすれ、決して弱まることはありません。もしウイルスが再来しても、感染症は重症化せず、むしろ軽症化します。

検査数を増減したり、検査方法や使用する検査を変えたりして、〝波〟というものがあたかも存在するかのように宣伝され、作られたのです（第2章「ある危機の物語」を参照）。

だからといって、毎年冬になると、呼吸器系の病気を引き起こすウイルスが復活するという事実が変わるわけではありません。ただ、こうした季節的な現象について、スペイン風邪のように、波の数を数えようとするのは無意味だということです。

第20章 変異株は恐ろしいのか？

コロナウイルスの遺伝情報は「a」、「c」、「g」、「t」の4つの文字からなる一定の配列でコード化されており、この構成要素が約3万個並んでいます。例えば次のようになります。

...gccatttataactgaaagtaaaccttcagttgaacagagaaaacaagatgata-agaaat ...

遺伝物質がある1箇所で変化した場合、それを「変異株」と呼びます。

...cccatttataactgaaagtaaaccttcagttgaacagagaaaacaagatgata-agaaat ...

遺伝物質には、ウイルスのタンパク質を作らせるための仕様があります。その中には、何の結果も残さない変化もありますし、タンパク質が変化するようなものもあります。これもまた、何の結果も伴わないないことがあります。しかし、その結果、ウイルスが新しい特性を得て、感染力が強くなったり、弱くなったり、危険度が増したり、減ったりすることも同様にあります。

ウイルスの変異は、私たちが気づかないうちに常に起こっています。風邪ウイルス（ライノウイルス）でさえ、常に変異しています。重度の持病を持つお年寄りにとっては、インフルエンザウイルスに劣らず危険ですから、このウイルスの変異をチェックし始めることもできたでしょう。しかし、何のためにそんなことをしなければならないのでしょう？

そんなことをしても何の意味もありません。なぜなら、このような人々は人生の最終盤を迎えており、感染しないことでしか身を守ることができないからです。

そのための対策としては、遮蔽《しゃへい》が考えられるでしょう。しかし、「死に至る」可能性のある感染症の数は膨大であり、日常的な変異が全体の「危険性」を高めることはありません。大事なことは、いざという時のために医療体制を整えておくことです。そして、これはコロナの感染症の場合は、特に難しいことでもありません。

私たち研究者は、医師に代わってその役割を担うことはできませんし、するつもりもありません。インフルエンザのように特定の治療法がない場合でさえ、現在では治療法の選択肢は格段に増え、種類も増えています。

しかし、ＳＡＲＳ－ＣｏＶ－２ウイルスが怪物として現れてしばらくした後、２０２１年の初めに再び警鐘が鳴らされました。英国でも、南アフリカでも、南米でも、どこでも、他の多くの国でも見つかったのです。ドイツでも、どこを探しても変異体は見つかります。

2021年の初め、ドイツで最初のコロナ変異株が話題になったとき、新たな「英国変異B.1.1.7.」は、感染力が強いだけでなく危険性も高いとされ、集中治療室が不足する可能性が取りざたされました。このような宣言というのは、常に感染の波がある季節（冬）に加えて、ごく一部の死亡例を調査しただけの研究に基づいたものです。この研究では「B.1.1.7.(……)が死亡リスクの増加と関連している現実的な可能性がある」と結論づけています(241)。他の研究では、症状、重症度、罹患《りかん》期間に変化があったという証拠はないと結論づけています(242)。

さて、可能性は山ほどあります。ただし、SARS－CoV－2の亜種が元のウイルスよりも危険であるという明確な証拠は、現時点では存在しません。

新しい亜種である「B.1.1.7.」は、2020年12月に英国で初めて検出されました。その急速な広がりと、考えられる危険性について、メディアや政治家は、科学的に正当な根拠がないにもかかわらず、人々の新たな恐怖心を煽《あお》り続けたのです(243)。

「感染力の強い」変異「B.1.1.7.」は初めて発見されて以来、他の多くの国でも発見されています。このことは、何らかの方法で可視化されているはずだと思うかもしれません。少なくとも新規感染者の数には表れているはずだと。それが全くそうではないのです。英国をはじめ、あらゆる国でそうなのです(244)。

多くの科学者が、変異は極めて普通のことだと指摘しているにもかかわらず、世界中の政府が新たな対策を正当化するために、新たな変異を利用しているのです(245)。

事実として、現在登録されているSARS−CoV−2には、「参照配列」とは異なる数千の変異があります(246)。探そうと思えばいくらでも見つかります。全部合わせると、数え切れないほどの数でしょう。

それでも、「コロナの変異を見つけ出すことは、草の葉を数えるのと同じくらい意義のあることだ。どんなウイルスでも変異によって、私たちの命が危険にさらされるかもしれない」と言われたら、次のことをしっかりと覚えておきましょう。

●突然変異を起こさないようにすることは可能か？

いいえ。

●突然変異は基本的に危険なのか？

いいえ。

●では、これは純粋に、国民を馬鹿にし、国民を犠牲にして恐怖を煽《あお》っているだけなのか？

——。

最後の質問にはあなた自身で答えてください。

第21章

全メディアが同じ報道――誰を信じればよいのか？

アイルランドの劇作家ジョージ・ファーカーは、「最も無知な者が最も従順だ」と言いました。真の民主主義における第4の権力といわれた批判的ジャーナリズムは、今でも存在するのでしょうか？　昼夜を問わず、一つの問題がヘッドライン《見出し》を支配しています。

コロナ、コロナ、コロナ＝危険、危険、危険……。次の波が迫っている、長期にわたる犠牲者、失われた年月、新たな突然変異の発見、警報！

私たちは、朝から晩まで、来る日も来る日も、何カ月も情報過多の日々を過ごしています。

しかし、それらの情報は事実ではありません。半面だけの真理だったり、まったくの誤情報だったりです。

ともかく時が経つにつれ、「COVID－19で死んだ」から、「COVID－19に関連して死んだ」に変わっていったのです。しかも、これだけでは事足りず、RT－PCR検査が陽性でも感染の証拠にはならないことが最初から明らかなのにもかかわらず、ロベルト・コッホ研究所（ＲＫＩ）が発表する陽性者数が「新たな感染者数」として平然と信じ込まされたのです。これは誤った情報で大衆を扇動する、ほんの一例に過ぎません。

また、世論操作を目的として、思わせぶりな半分だけ真実の情報を人々の間に広めている例も少なくありません。『ターゲスシャウ』〔公共放送ＡＲＤのニュース番組〕の午後8時のニュースで放送されたのは「２０２０年に死亡者数が増加」という内容で、棺桶が並ぶ映像や悲嘆にくれる葬儀業者の姿が映し出され、現実とはかけ離れた最悪の事態が暗示されていました(247)。

このコロナ時代のもう一つの奇妙な現象としては、自称またはカネで雇われた〝ファクトチェッカー〟が挙げられます。これはとても聞こえの良い名前です。物事が正しいかどうか、チェックしてくれる人がいるわけですから。

しかし、その人が実際に専門的な能力を持つか否かを、どうして知ることができるでしょう？　概してそうではないのですが、そんなことは問題ではないようです。

実際のところ、私たちは情報戦争のただ中にいるのです。

第22章 支配の道具としての恐怖

経済学者のシュテファン・ホンブルク（前出）は2020年5月の時点で、「政治家が科学的に正当化できない施策を押し通すために、人々の〔新型コロナ感染症への〕恐怖心を支配の道具として使うだろう」と指摘しています。また、「メルケル政権が目標を追求するために、物事の実体ではなく人々の恐怖心に懸けたのは、何もコロナ危機が初めてではない」ということも指摘しています(248)。

キール大学の一般心理学の名誉教授であるライナー・マウスフェルトは、その著書や講演で、「政治・社会の世界では権力と恐怖が密接に関係している」と述べています。

恐怖を作り出す方法を知っている人は、それが自分の権力を安定させ拡大させる非常に効果的な手段となるでしょう。恐怖心は、注意や思考の範囲を狭《せば》めることにつながります。そのため、「集団的恐怖」の創出は、権力を行使する者のニーズに応じて、その過程が見えないようにするために利用することができます。恐怖心は、人々が適切な結論を出す能力を阻害するのです。

政治は、メディアの助けを借りて、人々を集団的な恐怖に陥れることに成功しました。実は意図的なものだったのでしょうか？

政治が無責任な方向に進むことを許す原因となった２０２０年春のドイツ連邦内務省（ＢＭＩ）の戦略文書（ストラテジー・ペーパー）は非常に示唆的でした。この文書では、最悪のシナリオとして「コロナウイルスで１００万人以上が死亡する可能性がある」と推算されています。まさに〝殺人ウイルス〟です(249)。

４項目の「対策とオープンコミュニケーション《本音での意見交換》のための結論」は以下のように要約されています。

「望まれるショック効果を達成するには、感染が人間社会に及ぼす具体的な影響を明らかにしなければならない。

①多くの重病人が親族に連れられて病院に来ても追い返され、自宅で呼吸困難に苦しみながら死んでいく。窒息あるいは空気が十分に吸えないことは、人間だれしもにとって根源的な恐怖である。

②子供から親に感染し、一人が自宅で悶絶死した場合、例えば遊んだ後に手を洗い忘れた

などの理由で自分に責任があると感じることは、子供が経験し得る最も恐ろしいことである。③結果的被害：これまでに報告されたのは個別のケースだけだが、憂慮すべき事態が描かれている。これらは個別のケースかもしれないが、一度でも感染した人にはダモクレスの剣のように常につきまとう」

そしてもちろん、④としてスペイン風邪についても言及しています。

この戦略文書は、驚くほど難解な文章で書かれていました。しかし、確かに本物なのです。弁護士たちは、ＢＭＩ、ＲＫＩ、そして外部の専門家との間で交わされた文書の公開を求めて争いました。その結果、政府が、委託した科学者とＲＫＩに明確な意図を持って接触していたことが判明したのです。つまり、「〝予防的・抑圧的な措置〟の計画モデルを開発してほしい」という依頼だったのです。それが、２０２０年3月のロックダウンの基礎となったのです(250)。

これまでもずっとそうでした。政治家が事実に基づいて行動しているように見せかけるために「専門家」や「科学的な報告書」を持ち出すのです。アンゲラ・メルケル首相が平然と認めているように、実際には逆のことが起こっているのです。

メルケル首相は次のように述べています。「科学とは無関係の基本的な政治的決定もあるのです」。さらに、「特定の科学者を招くことで、私たちが関心を持つ、政治性のない特定の問題についての答えを得たいのです」とも述べています(251)。

要するに、メルケル首相は、自分の採った方針に代替案があることをよく理解しているものの、それらの代替案を採用するつもりはもともとありません。また、この悲惨な政策のもたらす大規模な被害、起こり得る副次的被害の調査を行うつもりもありませんでした。

こうして無知で恣意的なやり方が続けられるのです。人の命と生活を犠牲にしながら……。

パニックオーケストラが恐怖を奏でる

恐怖の鍵盤が、パニックオーケストラによって一定の間隔で演奏されます。主な演奏者は定期的に交代します。ゾェーダー(バイエルン州首相)、シュパーン、ヴィーラー、ドロステンなどが交代で登場し、恐ろしい話や不安を煽る警告を、新聞の見出しに載せています。また、メルケル首相や連邦大統領も不穏な発言を繰り返します。X氏もY氏も(楽団員の名前は自由に変更可能)心配し、警告し、恐怖し、警鐘を鳴らします。このようにして、科学的な観点からは何の根拠もないのに、同じような見出しが何度も繰り返されるのです。

2020年11月のゾェーダーの発言を思い出しましょう。「死亡者数は、毎日旅客機が墜落したかのように多い」と言ったのです(252)。

なんという声明でしょう。倫理学の教授であるクリストフ・リュトゲは、このような比喩《ひゆ》は「数日おきに新たな脅威の背景を構築するためのものでしかないが、それすらも致命的な結果をもたらす」と言っています。政治家はこのようにして、ロックダウンによる付随的な被害を無視しているが、これは「まったく信ずるに値しない」ことである、と(253)。

周知のように、バイエルン州のゾェーダー内閣は、その後すぐにリュトゲ教授をバイエルンの倫理評議会から解任しました。「倫理評議会に理性的な意見など不要だ」。そうして、ゾェーダーは何度も警告を発するのです。「解除ラッシュ」は危ない、次の波がくる、新たな変異がやってくる、と。クリスチャン・ドロステンも同じことを言っています。2020年3月に、彼は「6月から8月の間に最大の感染者数が発生すると予測せざるを得ない」と発表しました(254)。

ちょっと待ってください！　コロナウイルスには流行のシーズンがあることが知られていて、ドイツのような国では夏休みに入るのではないですか？　第2章「ある危機の物語」でも紹介したように、実際にそうなりました。あれは完全な誤報だったのです。

2021年1月、ウイルス学者のドロステンは、春と夏に起こるかもしれないことについて、再び「恐るべき危惧《きぐ》」を抱きました。「1日に10万人の新規感染者が出るような事態もあり得る」と言うのです(255)。

それだけではありません。2021年3月には、「50歳以上のワクチン未接種の人にとっては厄介な事態になるだろう」と私たちは聞かされたのです(256)。

現在では、70歳以上の既往症を持つ人が特にCOVID-19に感染しやすく、重症あるいは致命的な状態になりやすいことが分かっています。この認識に変更があったと考える根拠はあるのでしょうか？

いいえ、ありません。他の研究者が、ＳＡＲＳ－ＣｏＶ－２ウイルスは長期的にはインフルエンザほど危険ではないと以前から指摘しているにもかかわらず、それでもパニックオーケストラは終末論的な騒ぎを続けているのです(257)。

■――ロベルト・コッホ研究所とデータ数字

ロベルト・コッホ研究所（ＲＫＩ）は、ドイツ連邦政府や連邦保健大臣からの指示に拘束される機関です。ＲＫＩは「情報を提供する」のではなく、「政治家に数字を伝える」のです。この数字は、客観的事実とは関連性がなく、したがって説得力を持たない数字です。

ドイツの内科医で、ドイツ保健専門家会議の元副議長であるマティアス・シュラッペは、このように述べています。「ＲＫＩの発生率の数値は、紙に書く価値もありません」(258)

情報提供とは、本来なら「ケース（事例）」とは症例や感染ではなく、検査結果のことだと説明することから始めるものであり、少なくともこれらの数字を実施された検査の数と関連付けることを意味するはずです。そして、情報提供とは、感染症と病気とを区別することであるはずです。

検査数は、いわゆる「ケース」数に常に影響を与えます。このことは、何度も変更されてきた検査戦略にも当てはまります。検査は広範囲に実施するのか、症状のある人だけに限定するのか、学校などでの集団簡易検査を行うのか——。そうした検査方針全体が、医学的・科学的な問題意識のもとでコントロールされているのではなく、政治家の刹那《せつな》的な必要性に従っていることは明らかです。

パンデミックの初期には、症状が無くともどれだけの人が感染するのかを知ることは重要ではなかったため、症状のある人だけを検査しました。コロナウイルスがいなくなった夏には、症状のある人だけを検査するのが理にかなっていると思われますが、その時点では検査数が数百万件にまで増えていました。これは科学とは全く関係がありません。全く逆です！

それが、発生率（incidence《インシデンス》 rate《レート》）となると、さらに酷くなります。R値（実効再生産数）が役に立たなくなった今、自由な行動を制限するかどうかの決定にこの値が選ばれているのです。

しかし、多くの理由からこの目的には全く適していません。ミュンヘンのルートヴィヒ・マクシミリアン大学の統計研究所による分析では、発生率は「全ての判断の尺度であってはならない」と結論づけられています(259)。

発生率の値は「人口10万人あたり7日間の新規感染者数」であることを忘れないでください。しかし、感染はRT－PCRや簡易検査では検出できません。したがって、発生率を算出することはできないのです。ですから、どのような対策や措置も、それを実施する法的根拠がないのです。

しかし、実はそれだけが問題なのではありません。２０２１年3月22日、メルケル首相はドイツを最も過酷なロックダウンに突入させようとしているのです。聖木曜日〔復活祭《イースター》直前の木曜日〕と聖土曜日〔同じく土曜日〕は休日とされ、復活祭〔２０２１年は4月4日〕のお祝いはデジタルのみで行われることになります。復活祭に旅行？　とんでもない！

このロックダウンは、少なくとも4月18日まで継続されることになります（一部ではすでに、秋までとも囁《ささや》かれています）。国民からの大きな批判を受けて、首相がいくつかのアイデアを出し直したとしてもです。締め付けの目的は、第3波を打ち破り、指数関数的な増加を止めることだ、というわけです！

ＲＫＩと首相が言う「第3波」とやらの指数的な伸び具合を見てみましょう[260]。

指数関数的に増加しているのは、実際は、新規感染だと喧伝《けんでん》されている陽性者数と、発生率と言われているものではないでしょうか？　いいえ、発生率は増加しているものの、確実に指数関数的増加ではありません。

実際、２０２１年の10週目〔3月中旬〕時点では「陽性者」は増えています。しかし偶然にも、検査数もまた増加しているのです。加えて、簡易検査も同様です。

第10週以降、全ての国民が少なくとも週に1回は簡易検査を受けられるようになりました。簡易検査は、いまだにＲＴ－ＰＣＲ検査に比べて偽陽性が多いことが知られています。ＲＫ

Iによれば、コロナウイルスが流行していない時期（3月上旬から）には、98％が偽陽性であったことを思い出してください。また、簡易検査で偽陽性となった場合はＲＫＩに報告されます。このことも「増加」に関係しているのでしょうか？

ここで、どうしても注意すべきことがあります。すなわち、「陽性かどうか疑わしいものについては、検証にかけられる」という主張を私たちはよく聞かされます。しかし、その検証にはCt値の評価は含まれていないという事実は、隠されているのです。

つまり、実際には陰性を意味する高いCt値であっても、いったん陽性と出たものは陽性のままなのです。これは筋の通らない異常な状況であり、その原因は、健康な普通の人々の中から「感染者」を検出するために、説得力のない検査方法を用いていることにあります。

感染者数が増えれば死亡者数も増え、また入院患者数も増えるはずではないでしょうか？しかし、それどころか、２０２１年3月末のコロナの入院患者数は、２０２０年10月25日以来の水準にまで低下しているのです(261)。

さらにまた、「ＣＯＶＩＤ－19の死亡者」数は増え続けてはおらず、反対に、底のレベルに達しているのではないでしょうか？　それにもかかわらず、さらなるロックダウンに突入しようというのでしょうか？

復活祭後には検査戦略が再び変更される予定です。学校や職場での週2回の検査が準備されているのです。これにより、「ケース数」はさらに増加するはずです。

もし、夏からまた検査総数が増えれば、それこそ、以前の「ノーマルな状態」には戻れないでしょう。しかしそれは、国民の健康を守る意味での必要性があったからではありません。２０２０／21年の成人の重症急性呼吸器感染症（ＳＡＲＩ）の数は、かつてないほど低かったのです。これは病院の利用率についても同様でした（次ページ上のグラフ参照）。

全ては政治的意思の問題にすぎません。私たちが問題としていることの実態を直視すれば、これがいかに不条理なことであるかは明らかです。

現時点（２０２1年3月末）で、検査結果が陽性であると報告され、「感染者」としてリストアップされている人の数は約20万人。これは人口の０・24％にあたります〔ドイツの総人口は約８３２０万人〕。

グラフにすると次のようになります（次ページ下の円グラフ参照）。

白い「扇形」が「感染者」の割合で、全体のほとんどは感染していないのです。さらに、そのうちの95％以上の人がＣＯＶＩＤ－19によって深刻な状態になることはありません。

あらためて言いますが、私たちは一体何を論じているのでしょう？

■――終わりの始まり、ＣＯＶＩＤ－19という名の亡霊を追い求めて

本書も終盤を迎えますが、今さらのようにカタストロフィーの始まりが視界に戻ってきます。それは、ＳＡＲＳ－ＣｏＶ－２という〝亡霊〟に対するわけのわからない恐怖であり、

2020〜21年、重症急性呼吸器感染症の患者はかつてないほど少なかった

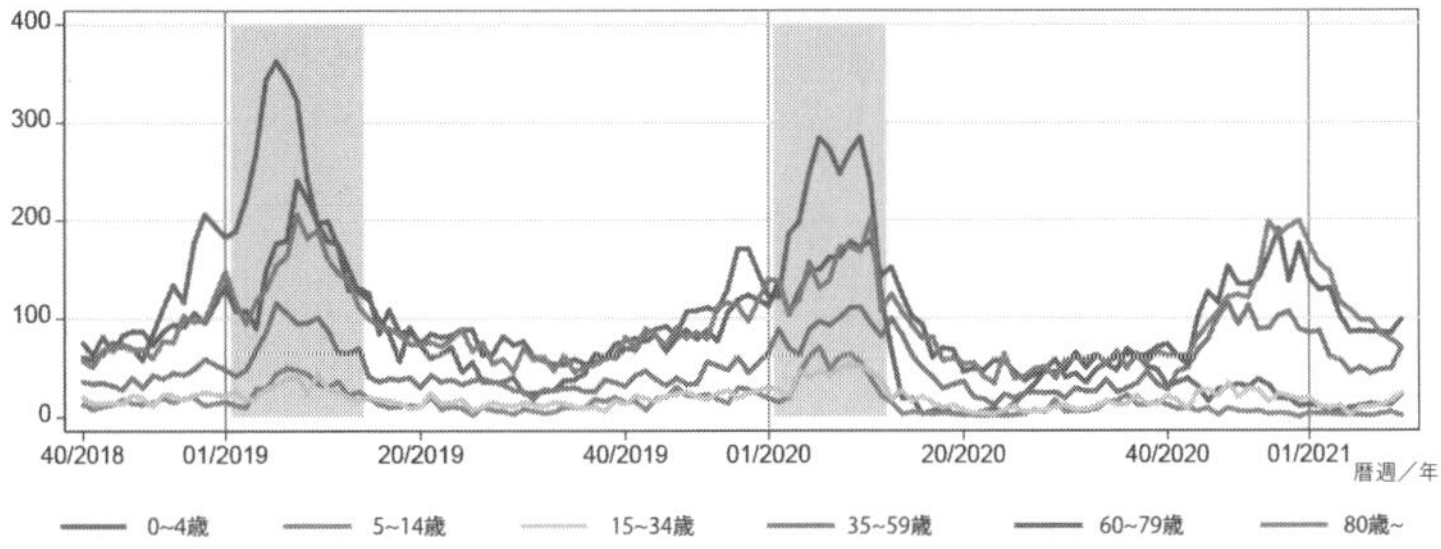

週ごとのSARIの感染者数
（出典：https://influenza.rki.de/Wochenberichte）

新型コロナウイルス感染者は全人口の「0.24%」

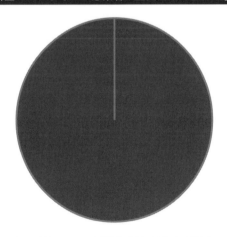

人口に対するCovid-19感染者の割合（2021年３月末）

それが私たちを、私たち自身で掘った奈落《ならく》の底に追いやるのです。ウイルスを追いつめ、追い払わなければ気が済まない……どんな手段を使ってでも。妥当性が疑われる怪しげな検査をし、効果の疑わしい過酷なロックダウンを実施し、安全性や有効性が強く懸念されるワクチン接種まで行って……。

これら全ての施策が、いかに現実とのバランスを欠いているか――それを明らかにするために、SARS－CoV－2よりもはるかに重要な、つまり致命的な2つのバクテリアの話を短く紹介しましょう。

抗生物質耐性《たいせい》ブドウ球菌《きゅうきん》（MRSA）は毎年、世界中の病院で何百万人もの重篤な患者や死亡者を生んでいます。

これは院内感染症を引き起こす最も重要な病原体の一つです。

この病原菌はどこから来るのでしょうか？

答えは、私たち自身からです！

健康な人の多くが細菌を保有しており、鼻や額によく付着しています。そこを探してみれば、（コロナPCR検査と違い）極めて確実に見つけることができます。しかし、健康な人が病気になることはほとんどありません。これらは、手術の傷口などの「皮膚の下」に入ったときに発症するのです。その後、本格的に活動を開始します。また、抗生物質に対して複数の耐性を持っているため、抗生剤が効かないことがあるのです。

もしも、健康な人全員にMRSA検査を行い、陽性者に隔離・治療措置を講じるようなことを始めたとしたら、私たち自身や社会を破壊するためにコロナウイルスを利用する必要はなくなるでしょう。

肺炎球菌は、高齢者の致命的な肺炎の最も一般的な病原体です。肺炎球菌は、無症状で健康な多くの人の喉に棲息《せいそく》しています。もしも、それらを探し始めたなら、すぐに何十万人もの感染者を見つけ出すことになるでしょう。それも、ドイツ国内だけで――。

その後は？　隔離？　抗生剤を使った治療？　マスク？　強制的なワクチン接種？　（肺炎球菌のワクチンもありますが、その効果は疑問です）。

政治がこれらを強制できるでしょうか？

もちろんできません。

コロナに怯《おび》えている、同時代に生きる全ての仲間の心に届け、安心してもらうための最後の試みです。

科学的な研究実験によれば、「普通の」コロナウイルスは、健康な人の0・5～1％の鼻咽頭で検出されると言います(262)。この数字は、10万人あたり500～1000人の「陽性者」がいることに相当します。仮にSARS－CoV－2の陽性者の割合を10％加算したとしたら、常時10万人あたり50～100人の「真の陽性者」が検出されることになります。

偽陽性のケース（Ct値が高すぎたり、サンプリングやテスト性能の技術的エラーによる）もこれに加えられるでしょう。

一般の人々に受け入れられるための「発生数」の任意の上限を設定するなどは、論理的にも科学的にも全く根拠がありません。特に、検査では感染性（ウイルスが実際に存在すること）さえ証明できないのですから。

親愛なる人類の皆さん、お願いですから、もうこのあたりで理性と元々の日常に立ち返ろうではありませんか！

第23章

計画されたパンデミック、「誰が、なぜ？」

旧東ドイツ（DDR＝ドイツ民主共和国）の国民の多くは、政府によるプロパガンダや自由の制限を嫌というほど体験してきたとはいえ、2020～21年のドイツ連邦共和国（BRD）の状況は、それよりはるかに酷《ひど》いものだということを身にしみて感じていることでしょう。「自由の剥奪《はくだつ》」や「旅行の禁止」など、どこかで聞いたことのある言葉です。

旅行は、たとえ許可されても、もはや楽しいものにはならないでしょう。健康上の理由で、医師からマスクを着用しないように言われている人にとっては、電車や飛行機での旅行はもうとっくに望むべくもないものとなりました。担当医師の証明書があっても認めてもらえず、役に立ちません。

以前であれば、これはたぶん差別的な扱いとみなされたでしょう。しかし「世紀の危機」においては、そういうことにはならないのです。

科学的根拠が示されないまま、基本的人権が停止されています。言論の自由さえ、もはや当然の権利ではなくなってしまいました。

これに対して、「自由に発言したり、自分の考えを自由に書いたりすることは許されているではないか」という指摘があります。それはその通りです。ただし、民主主義が機能している国では、自分の意見を述べる自由に制限はないのであって、そのことで何か不利益を被るということはないはずです。

しかし、2020／21年にはこの原則が通用せず、政府当局の意向に沿わない人間は、名誉を傷つけられるだけでなく、給料を減らされたり、解雇されたり、その他の罰を受けることになるのです。〝見せしめ〟にされるのです。

バイエルン州のアイヒャッハ・フリートベルク保健所長はまさにその憂《う》き目に遭《あ》いました。政府の方針を批判する者は、結果を覚悟しなければなりません(263)。こんなものは、民主政治における言論の自由とは言えません。

しかしそれでも、「私たちには集会の自由があり、デモをすることもできる。何もかもうまくいっているではないか」との反論が聞こえてきます。

残念ながらそうではないのです。デモは、あいも変わらず感染防止の大義名分の下に、ほとんどが禁止されてしまいます。科学的エビデンスに基づいた根拠もなく……。ときに許可される場合でも、可能な限り人目につかない「小デモ」だけです。2021年2月20日、ケルン市のホイマルクトで許可されたのは、たった10人のスタンディング・サイレント・マーチでした(264)。

さらに酷いことに、民主主義の基本的権利の回復を求めて街頭に立った人々に対して、報道機関から誹謗中傷が浴びせかけられるのです。無数のお母さん、お父さん、おじいちゃん、おばあちゃん、そして子供たちが抱える大きな不安や、政府による制限措置に対する彼らの正当な批判については一切報道されません。明らかにされるべき重要な問題があるのではないでしょうか。

基本的人権はいつ私たちに返されるのでしょうか? そもそも返ってくるのでしょうか? 司法は何をしているのか?

元ドイツ連邦憲法裁判所長官のハンス・ユルゲン・パピアは、日刊紙『ディ・ヴェルト』のインタビューで、「この国の人々は臣民ではない」と語っています!(265)

パピア元長官がこのことを改めて確認するのは、現在、専制主義的に振る舞う多くの政治家や、残念ながら——またしても——多くの「臣民」自身によって、このことが忘れ去られようとしているからです。

元長官は、パンデミックが起こる前から、すでに私たちの憲法の価値秩序が、じわじわと侵食されてきていたと指摘しています。そして基本的人権と議会制民主主義の破壊は、パンデミックを通じて想像を超えた次元に達した、と述べています。

「私は先日、次のような言葉を耳にしました。すなわち、『感染の状況がこのまま続く限り、新たな自由はない』という言葉です」

「首相の言葉……」とインタビュアーが言いかけると、パピア元長官は続けました。

「誰の言葉かは問題ではありません。この言葉には、自由というものは、国家の政治目的に沿ったものである限りにおいて、いわば国家によって人々に〝与えられる〟という誤った考え方が表現されているのです。それは間違いです。逆なのです。基本的人権は、個人の不可侵・譲渡不可の人権として〝保障された〟ものです。確かに、公共の利益のために、法律を定めることで、あるいは法律に基づいて制限されることはあります。しかし、自由とは国家が一方的に付与するものではなく、多かれ少なかれ任意に撤回したり新たに付与したりできるものでもありません」

しかし、連邦憲法裁判所は、この国の歴史上最も大規模な基本的権利の侵害が行われているにもかかわらず、沈黙したままです。

カールスルーエ〔ドイツの司法首都〕にあるこのドイツ最高の裁判所のトップには、CDU（キリスト教民主同盟）の元国会議員であるステファン・ハーバルトが座っています。無償で資金を受け取ったとして繰り返し批判を浴びている人物です。

経済専門の弁護士である彼がこの職に任命されたのは2018年ですが、任命したのは誰でしょう？　そうそう、誰あろうメルケル首相なのです(266)。

このような人から批判の声が上がることは、考えにくい。ほぼ無理です。批判どころか、彼は言うに事欠いて、「現在の我が国を『独裁国家』と呼ぶ者は、ナチスの支配を相対化し、我々の歴史上最良の共和国を汚《けが》すものだ」と言ってのけました(267)。

病院が空っぽで超過死亡もなく、かたや基本的人権が廃止された偽《にせ》の「パンデミック」、それが憲法裁判所の最上位の判事にとって歴史上最良の共和国だというのでしょうか?

一人のベルリン特別市判事は自ら、憲法裁判所に憲法違反の訴えを起こしました。彼は次のように述べています。「完全に疑いの余地はない。我々が今経験していることは、憲法に反している」(268)

さて、結果はどうなるのか、気がかりなところです。

地方の裁判所にわずかな希望が託されています。ワイマール地方裁判所は、2020年4月、コロナ規制に違反した男性に無罪の判決を下しました。担当判事は、このロックダウン措置を「壊滅的に間違った判断」としています。そして、全ての規制措置は行き過ぎであり、かつ憲法に違反したものだ、と語っています(269)。(判決直後に、裁判官の自宅が複数回にわたって、多数の警察官による家宅捜索を受けた、と報じられている)。

第4の権力といわれるマスメディアはすでに存在意義を失っているようであり、果たして第3の権力である司法が機能するかどうか、それが問われています。

■――医療関係者や科学者は何をしているのか？

激動の時代にあっても、世の中の一角だけは驚くほど静かでした。不思議なほどに静かです。医療関係者はどこにいたのでしょう？

こんなジョークがあります。

ある物理学専攻の学生と別の医学専攻の学生が、それぞれの指導教授から一冊の電話帳を渡されて、これを暗記するように言い渡されます。これに対して、物理学の学生は「何のために暗記するのですか？」と質問しましたが、医学生の質問は、「いつまでですか？」でした。これは古くからあるジョークですが、現在でも十分に通用するでしょう。

考えること、疑問を持つことは、医学部で学ぶことの中心的な課題ではないのです。ですから、ある意味で、世間の賞賛を浴びる医学界の多くの人々が、そのリーダーたちを先頭に、政治に対しては従順で批判することなく同調するというのは、驚くべきことではありません。誘惑に逆らえず、危機に乗じて勝者のエリートの列に連なろうと決めた人々も多くいます。しかし、大部分は流れに身をまかせたままです。

若い医師の多くは職を失うかもしれないと戦々恐々としています。病院では次のようなことがあからさまに言われるほどです。「余計なことを言うと、キャリアが終わるぞ」

それに加えて政府は、ここでも恐怖心を武器にことを進めます。ある女医は「好意の証明書」を発行したことを理由に家宅捜索されたのです。このようなやり方は、かつての嫌な時代を彷彿《ほうふつ》とさせます。クリニックだけでなく、医師の自宅も捜索され、それも2人や3人の警察官ではなく、まるで重犯罪者に対するかのように、大勢が押しかけるのです。マフィアのような危険な診断書カルテルの摘発を行っているかのようです。

こうなると、度を超えた措置であることは言うに及ばず、むしろ目的は言論の封殺です。そして、この事件が見せしめのための先例であることは明白です。「お偉いセンセイやお医者様は、おとなしくしていた方が身のためですよ」というわけです。

多くの医師や科学者が口をつぐんだままであっても、時が経つにつれ、真実を知る人が増えています。

ペテンを暴《あば》くという目的のために、緊急コミュニティMWGFD（社団法人「健康、自由、民主主義のための医師と科学者の協会」）が生まれました。この協会の任務は、危機に関する信頼できる情報を一般市民に公開することです。人々に寄り添い、正しい情報を提供するために、「啓発のための医師」が結集したのです。

様々な専門分野の協会・団体が名乗りをあげました。

例えば、社団法人「エビデンスに基づく医療のためのドイツネットワーク」は、医療行為の決定に際して、患者にエビデンスに基づく医療情報の提供をする努力を、長年にわたって重ねてきました。MWGFD議長のアンドレアス・ゼーニクセンが率いるこのネットワークは、早くも2020年3月、症例の定義と発症数を正しく記載するよう警告を出しています。これに続いて2020年9月には「COVID－19：エビデンスはどこに存在するのか？」というタイトルで、コロナパンデミックについての事実確認のステートメント《意見書》が発表されました(270)。

遥か彼方の地では、さらに一筋の希望の光が輝きました。ニック・ハドソン（南アフリカ）とアビル・バラン（ドバイ）の主導によって、PANDA（「パンデミックデータ分析」）という超国家的組織が結成されました。この組織を通して、さらに「グレート・バリントン宣言」が発足し、2020年10月に医師のマーティン・クルドルフ、疫学者のスネトラ・グプタ、疫学者のジェイ・バッタカリヤによって署名されました。

教授たちの中心的な要求は、全てのコロナ措置を撤回することでした。宣言は代替措置として、リスクの高いグループを重点的に保護し、若年層や死亡リスクの低い人々には通常の生活を送らせることを推奨しています。これによって、ロックダウンによる副次的被害を避けることができるからです。

この宣言には、5万人以上の医師や医学研究者を含む80万人が署名しました。2020年12月には、付随文書として「社会を再開するためのプロトコル《実施要項》」が発表され、リスクグループを保護しつつ、正常な状態に戻るための道筋が示されました(271)。

メルケル首相の政策顧問には相反する意見が多く寄せられますが、それは終始無視されています。ケルン大学医学部教授マティアス・シュラッペは、「首相はキューバ症候群〔2017年、米外交官たちがキューバ滞在中に経験した、多方向から聞こえてくる奇妙な擦れる音などの現象〕に罹《かか》っており、一つの意見しか認めない」と結論づけています。

シュラッペ教授は2020年初頭以来、大規模なロックダウンに反対し、最も気弱で罹患しやすい人々をよりよく保護することを訴えてきました。そして様々な学者たちと協力しあって、この問題についての包括的な提言をまとめました。

発生値（直近7日間の住民10万人あたりの新規感染者数）というものの有用性を問われて彼は、次のように答えています。

「発生（インシデンス）という言葉は適切ではなく、間違ったものだ。非常に信頼性の低い報告データをもとに単純計算しているだけだ。検査数が多ければ感染者数は多くなり、検査が少なければ数字は小さくなる。この数字が操作されていることは、スキャンダルだ。〔高齢者の発生値が〕50あるいは35になったら、きっとまた何か新しい策を考え出すのだろう。根拠のない、希望のない、無意味な戦略が進められている」(272)

世界的なウイルス学者であるクラウス・シュトェーアも、メルケル首相のコロナ戦略を批判しています。彼は特に、「発生値50を目指すことなど幻想であり、ゼロ・コヴィッドは、それこそ実現性ゼロだ」と指摘しています(273)。

ヘンドリク・シュトレークをはじめとするウイルス学者たちも同様の見解を表明しており、

政策決定の根拠として、もっと幅広い専門家たちの知識を集約することを求めています(274)。社会全体を貫く分断が、医療や科学にも及んでいるのです。この問題は、お互いに話し合うことでしか解決できません。

しかし、私たち研究者や、政府の政策に批判的な論客たちが、事実に基づく議論を再三にわたって申し入れても、そのような場は設けてはもらえませんでした。政治的な理由で望ましくないと判断されているのは、明らかです。

「王様は裸だ!」と叫ぶ勇気を

むかしむかし、美しい衣装が大変好きな皇帝がいました。二人のいかさま師が現れて、皇帝に最も美しい服を作ってくれると約束してくれましたが、それを見ることができるのは、皇帝に支える役人の地位にふさわしく、かつ手に負えないバカものでない者だけだ、と言いました。役人たちは、自分たちが役人の職にふさわしくないとか、バカだと思われたくないので、あるはずもない服の美しさをみなで褒《ほ》め称《たた》えました。

しかし、皇帝の行幸《ぎょうこう》に参加したある子供が「皇帝さまは裸だよ!」と大声で言い放ったので、いかさまがバレてしまいます。

皇帝が裸だという紛《まぎ》れもない事実は、驚いた群衆によって次々に伝えられ、ついには全国民がそれを声に出すに至るのです。皇帝は、どうやら民衆が正しいのだと気づきますが、今更やめるわけにもいかず、従者たちと行幸のパレードを続けることにしました。羞恥心《しゅうちしん》や良識はとっくに縁のないものになっていたので、皇帝はそれからも、何ら動じることなく、死ぬまで自己中心的でもったいぶった態度で国の支配を続けました。

これがある童話のあらすじです。

ハンス・クリスチャン・アンデルセンは、この有名な童話（『皇帝の新しい着物』、俗に『裸の王様』とも）を通して、現実についての認識が明白な真実からいかに乖離《かいり》し得るかを読者に教えてくれます。人は、事実について自分で考え判断したいという気持ちよりも、周りの人たちと同じでありたいという気持ちの方が強いのです。

社会心理学の先駆者であるポーランド系米国人のソロモン・アッシュは、1950年代にこの現象について研究しました。「同調圧力」が人にどのような影響を与えるのかという疑問に取り組んだのです。

特によく知られている実験として、「エレベーターの実験」というものがあります。エレベーターの中で、被験者以外の人全員がある方向を向くと、被験者も同じ方向を向いてしまう、という実験です。しかし、この「ピア・プレッシャー（仲間からの同調圧力）」は、行動だけに作用するわけではありません。みんなが同じ主張をすれば、たとえそれが明らかに間違っていても、いずれ自分もそう信じるようになってしまうのです。

つまりここでのキーワードは「同調圧力」。あるいは別の言葉で言えば、人間は群れの動物であり、集団（マジョリティー）の一員でありたい、ということです。

それがいちばんの問題なのか、と問う人もいるでしょう。いずれにしても、それは間違いなく問題の一つではあります。昇りつめた社会的地位が高ければ高いほど、プレッシャーも大きくなります。当然、落ちる時は谷底も深くなります。

その意味では、学者の多くが（事実とデータに基づいて自ら考えることもなく）、コロナ信者になってしまいました。それに対して、市井のビジネスパーソンや職人などは、うんざり顔で苦笑いしています。

報道でも事情は同じです。圧力は、上からよりもむしろ横からの方が強いのです。

公共放送のジャーナリストの中には、「なぜこのような一方的な報道になるのか」という疑問に対して、匿名でコメントしている人もいます。ここでは、群れの本能が大きく作用しているようです(275)。

「コロナパンデミック」は、かつて豚インフルエンザがそうであったように、もうとっくに〝フェイク〟であることがバレています。多くの人々がそれに気づき目覚めていますが、まだ目覚めていない人もいます。政治家とメディアは、国民を集団的な恐怖の妄想に追い込むためにあらゆる手を尽くしたのです。

そのために、多くの人々は、いまだに「みんなと同じでありたい」という気持ちから解放されず、事実を直視することができないでいます。

そんなときには、誰かがみんなに聞こえるように大声で叫ぶ必要があります。

「王様は、裸だ！」

パンデミックを予行演習していたのは誰だ？

同調する現象は、程度の差こそあれ、世界の多くの国々に及んでおり、どこでも同じような馬鹿げたことが行われています。普通に考えれば、これはあり得ないことです。

しかし、これは現実に起こっていることです。

それは、危機的なシナリオが発生した場合に、世界の「主要国」の行動指針を一致させるための準備作業が、何十年も前から行われてきたからです。それは基本的には悪いことではありません。それが本物の（！）危機であったなら、そのようなものが準備されていれば、助けになることは確かです。

ジャーナリストのパウル・シュライヤーは、著書や講演の中で、殺人ウイルスとの戦いにおいて、各国の同期化がどのようにして可能になったかについて分析しています。

実際に、何十年も前から、経済的に豊かで影響力のあるお馴《なじ》染みの先進国の代表たちと、招かれた専門家らが会合を開き、調整を図ってきたのです。病原体（生物兵器または他の形の）による脅威の可能性が、繰り返しテーマとして取り上げられ、それへの対応について、近年ますます詳細に「リハーサル」が重ねられてきました。

　2017年5月のことです。先進国と新興国の主要20カ国（G20）のハイレベルな保健政策担当者がベルリンに集い、次のようなパンデミックのシナリオの演習を行いました(276)。

――架空の開発途上国で、未知のウイルスが重篤な呼吸器疾患を引き起こす。

新種の「山岳関連呼吸器症候群（MERS《マーズ》）ウイルス」が蔓延し、近隣諸国にまで及んでいる。

世界的な健康被害の危機だ！

何をすべきか？

目標設定、報告、そして国際レベルから国レベルへとカスケード《直列つなぎ》式に伝えられるべき報告の連鎖について、参加者が実際に行動し、実践しました。

　2018年5月には、ワシントンDCに隣接するメリーランド州にあるジョンズ・ホプキンス大学の健康安全保障センターの招きに応じて、全体をさらにリアルにした実践演習が行われました。

　演習の目標である「クレイドX」発生、全世界で9億人の死亡者！

　そして、その後もちろん、2019年10月18日には、新型コロナウイルス「パンデミック」を見越して、「イベント201」という、今回のパンデミックのシミュレーション演習が行われたのです。

　驚くべきことは、パンデミックの宣言から、メディアによる情報統制、コロナ対策の導入、自由や人権の制限まで、実際に行われた作戦がシミュレーション演習の台本とそっくりだったことです。
主催したのは――、

ジョンズ・ホプキンス大学健康安全保障センター
世界経済フォーラム（ＷＥＦ。いわゆる「ダボス会議」）
ビル＆メリンダ・ゲイツ財団

参加者は、政治家をはじめ、世界的大企業の役員、製薬会社、金融界、有力メディアなどの代表たち、と多岐にわたります。

中産階級や小売業、社会学や心理学、医学の各分野からの参加者は？　彼らはお呼びではないのです。遅からず何をすればよいか分かってしまっては困るからです！

そこでいよいよ、全世界が同時に警戒モード入りし、偽の殺人ウイルスとの戦いに一斉に突入したのです。

第24章 私たちはどこへ向かっているのか？

私たちは今、岐路に立たされています。

ローザンヌ大学の哲学教授ミヒャエル・エスフェルトは『閉ざされた社会とその新しい友人たち――人間の尊厳よりも健康を重視することがなぜ間違っているのか？』という寄稿論文の中で、この問題について見事にまとめています。

エスフェルト教授はカール・ポパーの偉大な業績に言及しています。ポパーはオーストリア系英国人の哲学者で、特に政治哲学に関する著作で知られています。ポパーの名を広く世に知らしめたのは、『開かれた社会とその敵』という、精緻な分析と記述による名著です。

エスフェルトはこの著作に言及する中で、「自由な世界は、開かれた社会と全体主義のどちらの方向に進むのか、という重大な選択を迫られている」と述べています。そして、政治学で言われる全体主義とは、国家が上位のイデオロギーの名の下に、人間の社会生活に関する全ての領域に入りこみ支配する支配形態を意味する、と指摘しています。そこには、制限も障碍《しょうがい》もありません。

これはまさに今の時代に起こり得ることなのです。国民の公衆衛生や地球環境の保護など、ある一定の価値観が絶対的なものとして設定されます。専門家と政治家の連合体は、これらの価値観を確実なものとするために、国民の社会生活、家庭生活、個人生活をどのように舵取《かじと》りするかについては十分な知識と見識を持ち合わせている、と豪語します。このような価値観は崇高なものであり、個人の人間としての尊厳や基本的人権などを含めて、他の全てのものはこれに従属させられてしまいます。

これを巧妙に機能させるために、殺人ウイルスや気候変動危機などへの恐怖心を煽《あお》り、私たちが共に生きることの基本的な価値観を捨てることをも受け入れさせるのです。これはまさに全体主義と同じです。

共生の基本的価値観とは、自由、人間の尊厳、無条件の基本的権利に基づく実質的な人間観があって初めて成り立つものだ、とエスフェルト教授は主張します。

エスフェルトは寄稿論文を次の言葉で締め括っています(277)。

「今こそ、我々が迫られている選択について、しっかりと認識するべきだ。そのためには、不安と恐怖に駆られるのではなく、冷静な視点が必要だ」

この言葉にただただ同意するのみです。

第25章

結論――自分の運命を自分で決めるために

ＳＡＲＳ－ＣｏＶ－２ウイルスはたいした毒性がなく、殺人ウイルスなどという代物《しろもの》ではありません。このことは、２０２０年半ばにはすでに明らかになっており、今ではこの事実を無視することはできません。

しかし、各国政府はいまだにこれを駆逐すべく、聖戦、すなわち破壊的な活動を止めようとしません。それは、公衆衛生や国民の福祉を守るためのものではありません。どちらも非常な危険にさらされ、大規模に破壊されました。民主主義は損なわれ、国民は分断されました。終わりが見えません。

それどころか、非人道的な政策がこれからも続けられるかのように見えます。絶えず新しい基準が設定され、新たな危険性が指摘され、新たなルールが考案され、新たな恐怖が煽られます。これには全く科学的根拠がないにもかかわらず……。

今こそ、私たちは恐怖心を捨てなければなりません。
今こそ、このような誤った政策をこれ以上甘受することを止めるべきです。
今こそ、私たちは自由と人間としての尊厳を取り戻す時です。
今こそ、この狂気を終わらせる時です。
今こそ、私たちは再び生きることを始める時です。

私たちには人との接触が必要であり、ハグし合ったり、お互いの体を身近に感じることが大切です。私たちには、物事を自分で決め、選択する自由があります。私たちには教育の機会を得ること、文化的催しやコンサート、レストランでの会食、旅行、友人と一緒に過ごすこと、スポーツ、音楽、ダンス、祝い事、趣味など、生活の質と人生の楽しみを享受《きょうじゅ》する権利があります。

子供たちには、のびのびとした子供時代を過ごす権利があります。高齢者には、人生最後の道をどう歩むのかを、自分で決定し、人間としての尊厳を守る権利があります。

もうたくさんです。

私たちは臣民ではなく、国民であり、この国の主権者なのです。今こそ、立ち上がって、責任を担い、行動を起こすべきです。変化を止めることはできませんが、変化のハンドルを握ることはできますし、そうしなければなりません。政府に管理されたゾンビではなく、自分で考え、感じながら生きる人間としての未来を目指して……。

私たちは、人間がより高いもの、より良いものを求めて努力し、愛、幸福、充実感を得ることが人生の意味となるような世界を再び必要としています。

私たちは自分の運命を自らの手に掴むことができます。自分の運命は自分で決められるのです。

そして、私たちの子供たち、そしてその子供たちのために、今、そうしなければなりません。この地球上の未来の世代のために——。

〔了〕

解説

そろそろ本当のことを語る時が来たようだ

大橋 眞

本書は2021年5月に、ドイツ Goldegg Verlag GmbH 社から刊行された『*Corona unmasked: Neue Zahlen, Daten, Hintergrüende*』の全訳である。著者スチャリット・バクディ Sucharit Bhakdi 教授とカリーナ・ライス Karina Reiss 教授は著者紹介欄にあるように錚々たる経歴を持つ感染症研究の第一人者であり、私的な面では夫妻である。

原著は刊行後またたく間に現地でのベストセラーに名を連ね、欧州で最大部数を誇るシュピーゲル誌でも大きく取り上げられた。書評では「著者たちの勇気と理性に感謝」「全ての医療関係者が読むべき本」と、好意的に受け止められている。本書を監修・解説する機会を得たのは、コロナ問題に取り組む者としては望外の慶びである。なぜなら、もちろん本書の内容はドイツの状況を説いたものではあるが、それは現在、そして明日の日本に必ずや襲いくる状況であり、いわば未来予想図ともいえるからだ。

さて、WHO（世界保健機関）による新型コロナウイルス感染症パンデミック宣言から1年以上が経過した。そして、世界の多くの国々で〝ワクチン〟と称する注射が始まった。このワクチンの正体は一体何なのか。それを明らかにするためには、ＰＣＲを使ったウイルス検査の妥当性についての検討が必要になる。

本書の著者であるバクディ教授とライス教授も「新型コロナウイルスの存在については証明されておらず、ＰＣＲを使った新型コロナウイルス遺伝子の検出法を開発したドロステン教授の手元にも、このウイルスが無かったために、検査法の標準化はできなかったはずである」と述べている。

ＰＣＲの発明者である米国の故キャリー・マリスが「ＰＣＲは感染症の検査に使ってはならない」という趣旨の発言をしていたにもかかわらず、世界中の国々でＰＣＲを使った感染症の検査が始まった。キャリー・マリスの発言については、その発言が婉曲的で、仏教的な思想を前提としているものがあったりするので、直解することが難しい。しかし、端的には「ＰＣＲは実際には存在しない遺伝子を増やすことがある」ということである。

ＰＣＲが実験室レベルで実用化するまでの過程において、この問題はかなり改善されたようだ。しかし、ＰＣＲが実際には存在しない遺伝子を増やすことがあるのは、研究者の間では周知の事実である。ＰＣＲを研究用に使っている研究者で、このことを知らない人は、まずいないだろう。

どのような条件において、実際には存在しない遺伝子を増やすのかということは、研究者の間では経験的に知ることを前提としているようだ。ＰＣＲに限らず、全ての研究用試薬やキットは、研究者自身がその使用法や結果について管理できることを前提としている。使用法の間違いや結果の解釈の間違いは、研究者自身の責任になる。

新型コロナウイルス遺伝子検出のためのＰＣＲキットの添付書類には、「インフルエンザ等の遺伝子と交差反応しない」と記載のあるものと、「インフルエンザ感染等において反応する可能性がある」という記載のあるものの2種類がある。「どちらが本当なのか」とか、「どちらの検査キットが、精度が良いのか」という議論がある。しかし実際には、どちらも同じことを言っているのに過ぎないのである。

「インフルエンザ等の遺伝子と交差反応しない」というのは、遺伝子数あたりの交差反応性についての記載であり、例えば新型コロナウイルス遺伝子１本でＰＣＲ陽性になるような条件で、インフルエンザウイルス遺伝子１０００本でもＰＣＲ陽性の結果にならないという実験結果をもとに、「インフルエンザ等の遺伝子と交差反応しない」という表現を用いているようだ。

これは、別に嘘を言っているわけではない。ＰＣＲは、存在しない遺伝子を増やす非特異的増幅があるために、当然ながらインフルエンザウイルス1万本、10万本、１００万本になったらＰＣＲ陽性になることもあり得る。これは、「インフルエンザ等の遺伝子と交差反応しない」という表現と矛盾するわけではない。実際のインフルエンザ感染では、数百万以上のウイルスが検体の中にあってもおかしくないので、「インフルエンザ感染等において反応する可能性がある」という注意喚起も、正しい表現である。研究用であるはずの新型コロナウイルス遺伝子検出キットを病原体ウイルス検査に使用する医師がいないとも限らないので、そのための注意喚起というわけだ。

いずれの記載も、ＰＣＲは実際に存在しない遺伝子も増やすことがあるということを前提としている。このことを理解していない人は、この一見すると相反するように見える2つの記載を見て困惑するのではないだろうか。

これに関係して、キャリー・マリスの発言にはもう一つ紛らわしい表現がある。「ＰＣＲは正しい。

ただし、その結果の解釈に間違いがあるかも知れない」というものである。ＰＣＲは自然の摂理に基づいて起こる遺伝子増幅反応なので、間違いが起こるわけではない。実際に存在しない遺伝子が増幅するのも、自然の摂理によって、一定の確率でプライマーが増幅しようとする遺伝子以外の遺伝子に結合してしまうことから起こる遺伝子増幅である。

人為的なものが入るのは、用いるサンプルやプライマーの設計、そしてＰＣＲの反応条件などである。それらの結果として、ＰＣＲによる遺伝子増幅がある。その増幅した遺伝子が、目的としていた遺伝子以外の増幅、すなわち実際には存在しない遺伝子の増幅が起こったとしても、それは自然の摂理に基づいたものであり、ＰＣＲが間違いを犯すということではないということであろう。

問題は、ＰＣＲの結果を利用する人たちが間違いを犯すことにあるということになる。要するには、ＰＣＲの原理をきちんと理解していれば、ＰＣＲの解釈の間違いを大幅に減らすことができるということである。ＰＣＲは、自然の摂理によって起こる自然現象であり、その結果を解釈する人間の方が自然の摂理に合わせるしかないということになるだろう。

非特異的増幅によるＰＣＲ陽性であれば、Ct値は高めになることが多いので、陽性限界のCt値を35や30に設定することにより、偽陽性を大幅に減らすことが出来ることについては、本書にも述べられている。

ＰＣＲは、陽性限界のCt値を思い切って下げることにより、病原体の検査に使える場合もあるだろう。しかし、その場合ＰＣＲのようなコストと時間、そして手間のかかることをする必要があるだろうか。これまでのように、症状で判断するのが現実的だろう。ＰＣＲはウイルスの種類を判別することを特異とするわけでもなく、仮に種類が判別できても、病原体ウイルスの種類に応じた治療法があるわけでもない。

早期診断・早期治療という言葉が、がん治療において盛んに使われている。早期治療により、命拾いしたという話もよく聞かれる。しかし、このたぐいの話も、真実を確認してから、話を広めてほしい。すなわち、切除した細胞が本当に無限増殖する能力を持っていたのかという点である。

そもそも、がんの病変を切除した組織から、無限増殖する細胞を取り出すことは容易ではない。無限増殖をする細胞が含まれないのなら、早期治療が正しかったという証明にはならない。

これと同様に、PCRにより早期診断、早期対策が出来るという思想が正しいのかを検討する必要があるだろう。PCRによる高感度な遺伝子検出がウイルス検出につながっているかという問題である。

PCRの陽性限界とするCt値を現行の40とした場合、果たしてどのくらいの割合でウイルス検出につながっているのであろうか。少なくとも、PCR〝検査〟と呼ぶのであれば、検査の精度を調べるべきであろう。

現実には、日本において、PCR検査の精度は調べられたことはない。そればかりか、本当に問題としているSARS－CoV－2ウイルスが日本において蔓延しているのかも確認されたことはない。現在蔓延しているのかだけでなく、かつて日本に存在したのかも不明である。さらには、中国・武漢において、2019年から2020年にかけての都市封鎖のときに、SARS－CoV－2ウイルスが存在したという証明もないのである。

検査をたくさん行って、たくさんの陽性者が出たから検査が正しいのではない。世界で同じ検査をやっているから、その検査が正しいのではない。目的とすることが、当該の検査により正しく証明できる場合には、その検査法は正しい検査法と言える。目的とすることが、その検査法では、全く証明できない場合には、検査法の選択が間違っていることになる。その検査法が正しい場合もあるし、間違っている場合もあるという場合には、検査結果の解釈に十分な注意が必要になるだろう。陽性限界のCt値が30以上では、検体中にウイルスが見つかることは、ほとんどないことがフランスの研究グループにより明らかにされた。この研究成果は、PCR検査の精度に関する裁判にも影響を与えている。このCt値が30以下の場合には、検体中にウイルスが見つかる割合が高くなるが、注意するべきはこの検体中のウイルスの遺伝子は調べられていないということである。PCR陽性の検体なので、SARS-CoV-2ウイルスであろうというのは、正しくない。このことは、あまり知られていないようである。

PCRは、増やそうとする遺伝子の遺伝子配列を基にして、これと同じ遺伝子配列と相補的な遺伝子配列をもった2本のプライマーと呼ばれる短い遺伝子断片を人工的に合成して、反応系に入れておく。この2本のプライマー遺伝子配列は、百塩基から数百塩基ほどの間を空けておくと、その間の遺伝子配列が増加する。問題は、この時に用いるプライマーがSARS-CoV-2遺伝子を検出するために設計されていたとしても、全く関係のない遺伝子にプライマーが結合することが一定の割合で起こってしまうことにある。この場合には、用いたプライマーとプライマーが結合した遺伝子とのキメラ遺伝子が増幅されてくる。この世に全く存在しない遺伝子が、試験管内で生まれてくることになる。

このように、PCRは、一定の確率で、この世に全く存在しない遺伝子を増やすことがあるという性質がある。これを「非特異的な増幅」と言う。いろいろと改良が試みられているが、どうしても、この非特異的な増幅をゼロにすることはできない。

　特に、新型コロナウイルスのＰＣＲ検査として一般的に用いられているリアルタイムＰＣＲでは、ＲＮＡをＤＮＡに逆翻訳する過程とＤＮＡを増幅するＰＣＲを同じ試験管内で連続して行う。ＲＮＡをＤＮＡに逆翻訳するときに低い温度で反応を行うために、プライマーがこの時に新たに合成されてきたＤＮＡに結合しやすい。そのために、非特異的な増幅も起こりやすい。

　ＰＣＲを研究用に用いる場合には、そのＰＣＲ結果を直接何かの結論に使うことはまずないだろう。それは、研究者自身が、ＰＣＲの結果だけを用いて、遺伝子が存在するとか、存在しないとかということ証明することはできないことを知っているからである。もしある研究者が、ＰＣＲの結果だけで、ある遺伝子が存在するとか、あるいは存在しないとかの結論を用いて学会で発表しようものなら、他の学者から袋叩きに遭《あ》ってしまうのは目に見えている。まして、研究論文として投稿したとしても、受理されることはないだけでなく、学者としての信用をなくすだろう。例外的にその存在証明をしようとする遺伝子が、その現場に存在することを他の方法により明確にできる場合には、便宜的にＰＣＲの結果だけで何かの結論を言える場合もあるかもしれない。ＰＣＲを用いた簡便法という位置づけである。

　問題は、その遺伝子を持った生物がこの世に存在するのか、あるいはその生物が実在することすら証明されておらず、いるのかいないのか分からない遺伝子を、ＰＣＲで検出するという行為である。これは、研究者自身が自己責任で行う場合には、何の問題もない。もしＰＣＲで陽性であった場合には、その研究者自身が、より正確な方法で増幅した遺伝子を調べるので、いずれそのＰＣＲの結果の真相が分かるだろう。

新型コロナウイルスは、本当にこの世に存在するのだろうか。あるいは、この世に存在したことがあるのだろうか。現在の日本において、存在するのかということを議論する以前に、これらのことを問題にしなくてはいけないだろう。世界の誰も、存在証明ができないものを、PCRという方法で存在を証明しようとする行為自体が問題なのだ。

これは、PCRの陽性限界のCt値設定ミスというレベルの問題ではない。そもそも存在するかしないのか分からない遺伝子を検査するためのPCR検査キットは、存在理由も無いはずである。このようなPCR検査キットが承認されて、市販されていることも不思議なことであるが、科学的に意味のないはずのPCR検査キットが、病原体ウイルスの検出のために汎用されていることは事実である。

そもそも、このような不思議な現象が起こった原因は何なのか。やはり世界保健機関WHOが、PCR検査を推奨したことが、間違いの発端だろう。

新型コロナウイルス遺伝子のPCR検査法を開発したのは、ドイツのクリスティアン・ドロステンであったが、彼はこの時点で、新型コロナウイルスを手元に持っていなかった。これは、本書でも述べられている通りである。つまり、彼は、この世に存在するかどうかも明らかになっていない架空の遺伝子について、「PCRで検出できますよ」ということを明らかにしたに過ぎない。そもそも、この世に存在するかどうかも分からない遺伝子の検査法が完成したということ自体が科学的に何の意味も無いのである。通常はこのようなことをする研究者は存在しないし、そのような研究成果が認められることもない。このようなことをすれば、研究者としての信用もなくすだろう。

しかし、今回は社会的な状況が違っていた。WHOという権威がついていたからである。ドロステンが新型コロナウイルス遺伝子検査法を発表した同じ2020年1月21日に、WHOが新型コロナウイルスの検査法としてPCRを認定したことにより、PCR検査が新型コロナウイルス検査法のゴールドスタンダードとしての地位を得た。この時点では、新型コロナウイルスの存在が明らかになっていたわけでもなく、まして新型コロナウイルスの病原性や伝播性が科学的に証明されていたわけでもない。

そして、この新型コロナウイルス遺伝子のPCR検査法を発表したドロステンのグループが、PCRを使って「無症状者が感染源になる」という論文を発表し、世界の人々がパンデミックの混乱に陥《おちい》るのである。

PCRが、架空の病原体検出の道具として本格的に使われるきっかけとなった。「PCRを病原体ウイルスの検査に使ってはならない」と発言したとされるPCRの発明者キャリー・マリスは、大変残念ながらすでにこの世にいない。彼は、PCRがこの世に存在しない遺伝子を増やすことがあることを一番よく知っていた人間である。しかし、PCRを使っている世界の多くの研究者も、経験的にこのことを知っている人が多いはずである。

キャリー・マリスの遺志を引き継いで、「PCRを病原体ウイルスの検査に使ってはならない」ということの意味を一般の人々に分かりやすく語る必要がある。その意味ではバクディ教授とライス教授が著した本書は、恰好の一冊であろう。

もうそろそろ、本当のことを語る研究者が、世界の様々な国から出現する時ではないだろうか。

(おおはし・まこと　徳島大学名誉教授)

参考文献一覧

（1）https://reitschuster.de/post/auf-dieser-parkbank-gilt-verweilverbot-bitte-gehen-sie-zu-ihren-kollegen-ins-grossraumbuero/
（2）https://www.eurosurveillance.org/content/10.2807/1560-7917.ES.2020.25.3.2000045
（3）https://cormandrostenreview.com/report/
（4）https://www.ncbi.nlm.nih.gov/pmc/articles/PMC7185831/
（5）https://journals.sagepub.com/doi/pdf/10.1177/003335490912400205
（6）https://www.ncbi.nlm.nih.gov/pmc/articles/PMC4117488/
（7）https://pubmed.ncbi.nlm.nih.gov/29300926 ; https://www.ncbi.nlm.nih.gov/pmc/articles/PMC6322459/
（8）https://pubmed.ncbi.nlm.nih.gov/6043624/
（9）https://www.nature.com/articles/s41593-020-00758-5
（10）https://www.cdc.gov/nchs/nvss/vsrr/covid_weekly/index.htm?fbclid=IwAR2-muRM3tB3uBdbTrmKwH1NdaBx6PpZo2kxotNwkUXlnbZXCwSRP2OmqsI#Comorbidities
（11）https://www.netdoktor.at/coronavirus/corona-tote-meist-aelter-und-mit-vorerkrankungen-10773368
（12）https://pubmed.ncbi.nlm.nih.gov/28134768/
（13）https://www.who.int/csr/disease/swineflu/notes/briefing_20100610/en/index.html
（14）https://archiv.cdu.de/artikel/fernsehansprache-von-bundeskanzlerin-angela-merkel
（15）https://www.heise.de/tp/features/Die-drastischen-Corona-Verbote-bringen-kaum-etwas-4707056.html
（16）WD-3-141-20-pdf-data.pdf (bundestag.de)
（17）https://www.cicero.de/innenpolitik/Innenministerium-papier-referatsleiter-stephan-kohn-kritik-zahlen-tote-kollateralschaeden/plus
（18）https://www.bundesfinanzministerium.de/Content/DE/Standardartikel/Themen/Schlaglichter/Konjunkturpaket/2020-06-03-eckpunktepapier.pdf?__blob=publicationFile
（19）https://www.aerzteblatt.de/nachrichten/115076/Kliniken-und-Praxen-meldeten-Kurzarbeit-fuer-mehr-als-400-000-Mitarbeiter-an
（20）https://tirol.orf.at/stories/3042830/; https://www.nzz.ch/schweiz/wegen-corona-droht-manchem-spital-das-aus-ld.1550770?reduced=true
（21）https://www.presse.online/2020/06/20/spahn-durch-zu-viele-tests-mehr-falsch-positive-faelle-als-echte/
（22）https://emedicine.medscape.com/article/227820-overview
（23）https://www.eurosurveillance.org/content/10.2807/1560-7917.ES.2020.25.27.2001223
（24）https://www.merkur.de/bayern/coronavirus-bayern-corona-tests-pcr-amper-panne-klinik-isar-ergebnisse-taufkirchen-zr-90082728.html
（25）https://www.mdr.de/nachrichten/deutschland/panorama/corona-infektionen-deutschland-zweite-welle-100.html
（26）https://www.bundeskanzlerin.de/bkin-de/aktuelles/pressekonferenz-von-bundeskanzlerin-merkel-am-28-august-2020-1781008

（27）https://www.deutschlandfunk.de/mehr-covid-19-faelle-in-deutschland-rki-praesident-die.676.de.html?dram:article_id=431382
（28）https://www.zdf.de/nachrichten/panorama/coronavirus-meyer-hermann-ratgeber-100.html
（29）https://www.dw.com/de/corona-warum-funktioniert-der-lockdown-light-nicht/a-55847363; https://www.tagesschau.de/faktenfinder/lockdown-light-103.html
（30）https://www.tagesschau.de/inland/merkel-corona-generaldebatte-101.html
（31）https://www.leopoldina.org/presse-1/nachrichten/ad-hoc-stellungnahme-coronavirus-pandemie/; https://www.leopoldina.org/publikationen/detailansicht/publication/coronavirus-pandemie-die-feiertage-und-den-jahreswechsel-fuer-einen-harten-lockdown-nutzen-2020/
（32）https://www.heise.de/tp/features/Warum-die-Wirksamkeit-des-Lockdowns-wissenschaftlich-nicht-bewiesen-ist-4992909.html
（33）https://www.ad-hoc-news.de/wissenschaft/michael-esfeld-professor-fuer-wirtschaftsphilosophie-an-der-universitaet/61244242
（34）https://reitschuster.de/post/leopoldina-gutachter-begutachten-ihre-eigenen-gutachten/
（35）https://www.rundschau.info/prof-dr-thomas-aigner-ich-kann-es-mit-meinem-gewissen-nicht-vereinbaren-ein-teil-dieser-art-von-wissenschaft-zu-sein/
（36）https://www.youtube.com/watch?v=IftnvE4B_DQ
（37）https://www.br.de/nachrichten/bayern/ethikrat-staatsregierung-entlaesst-lockdown-kritiker-luetge,SOjalPE
（38）https://reitschuster.de/post/nur-sechs-mediziner-berieten-regierung-zum-lockdown/
（39）https://reitschuster.de/post/merkel-harter-corona-kurs-ist-politische-entscheidung/
（40）https://de.statista.com/statistik/daten/studie/1192085/umfrage/coronainfektionen-covid-19-in-den-letzten-sieben-tagen-in-deutschland/; https://www.tichyseinblick.de/meinungen/naechsten-sonntag-muss-der-letzte-lockdown-enden/
（41）https://www.br.de/nachrichten/deutschland-welt/trotz-britischer-mutation-die-schweden-geniessen-ihre-skiferien,SPGIxlD
（42）https://www.msn.com/de-de/finanzen/top-stories/20-35-oder-50-nicht-zielf-c3-bchrend-amts-c3-a4rzte-fordern-abkehr-von-lockerungen-nach-inzidenzwert/ar-BB1dSMtn
（43）https://www.youtube.com/watch?v=iN5BIcgZQqU&t=2441s　zuletzt abgerufen am 08.04.2021
（44）https://reitschuster.de/post/rki-chef-wieler-entlarvt-corona-versagen-der-regierung-und-keiner-merkt-es/
（45）https://www.who.int/news/item/20-01-2021-who-information-notice-for-ivd-users-2020-05
（46）https://www.thelancet.com/journals/lancet/article/PIIS0140-6736(21)00425-6/fulltext; https://www.focus.de/gesundheit/coronavirus/corona-infizierte-fruehzeitig-erkennen-statistikerin-positive-schnelltests-sind-meist-falsch-selbst-wenn-sie-medizin-personal-durchfuehrt_id_13061305.html
（47）https://www.epochtimes.de/meinung/analyse/rki-infografik-nur-einer-von-50-positiv-getesteten-tatsaechlich-infiziert-a3470688.html
（48）https://www.br.de/nachrichten/wissen/corona-schnelltests-wie-sinnvoll-sie-sind,SHd1ZZa
（49）https://www.bild.de/regional/stuttgart/stuttgart-aktuell/tuebingen-fuehrt-schnelltest-pflicht-ein-75668146.bild.html
（50）https://www.bundeskanzlerin.de/bkin-de/mediathek/videos/pressekonferenz-von-kanzlerin-merkel-nach-der-g7-videokonferenz-1860056
（51）https://www.rki.de/DE/Content/InfAZ/N/Neuartiges_Coronavirus/Downloads/Stufenplan.pdf?__blob=publicationFile; https://www.wa.de/politik/corona-deutschland-lockdown-lockerungen-oeffnungen-stufenplan-angela-merkel-helge-braun-inzidenzwert-90213580.html
（52）https://www.welt.de/wirtschaft/plus227583911/Lockerungs-Stufenplan-Ein-verstoerendes-Dokument-der-Zeitgeschichte.html
（53）https://dipbt.bundestag.de/dip21/btd/19/265/1926545.pdf
（54）https://dipbt.bundestag.de/dip21/btd/19/265/1926545.pdf ; https://reitschuster.de/post/pandemische-lage-verlaengerung-jetzt-erkenntnisse-in-neun-monaten

(55) https://www.bz-berlin.de/berlin/kolumne/soll-der-lockdown-etwa-noch-um-ein-jahr-verlaengert-werden; https://www.aerzteblatt.de/archiv/217880/COVID-19-Krankheitslast-in-Deutschland-im-Jahr-2020
(56) https://www.spiegel.de/politik/ausland/coronavirus-angela-merkel-sieht-deutschland-in-dritter-welle-a-2e8dc0f6-88db-44aa-8432-1cc8c687dbfa
(57) https://www.n-tv.de/panorama/Wieler-Dritte-Welle-hat-begonnen-article22416121.html
(58) https://www.nau.ch/news/amerika/coronavirus-zahlen-in-texas-sinken-trotz-lockdown-aufhebung-65898764
(59) https://tkp.at/2021/03/03/us-bundesstaaten-heben-corona-massnahmen-und-maskenpflicht-auf-16-staaten-bereits-ohne/amp/?__twitter_impression=true
(60) https://www.sueddeutsche.de/bayern/influenza-bayerische-krankenhaeuser-stossen-wegen-grippewelle-an-ihre-grenzen-1.3869508; https://www.abendblatt.de/region/stormarn/article213977441/Stormarner-Kliniken-verhaengen-Aufnahmestopp.html
(61) https://www.diepresse.com/734726/grippe-wiens-spitaler-uberfullt
(62) https://www.intensivregister.de/#/aktuelle-lage/zeitreihen
(63) https://www.aerztezeitung.de/Medizin/Welche-Operationen-wegen-Corona-am-haeufigsten-ausgesetzt-wurden-411679.html
(64) https://www.presseportal.de/pm/9377/4840896
(65) https://de.rt.com/inland/114123-mitten-in-pandemie-fehlen-in-deutschland-tausende-pflegekraefte/
(66) https://www.focus.de/gesundheit/news/bis-zu-50-prozent-sterben-daran-lungenarzt-fruehe-kuenstliche-beatmung-ist-groesster-fehler-im-kampf-gegen-corona_id_12787476.html
(67) https://www.initiative-qualitaetsmedizin.de/covid-19-pandemie
(68) https://www.aerzteblatt.de/archiv/218200/COVID-19-Pandemie-Historisch-niedrige-Bettenauslastung
(69) https://www.berliner-zeitung.de/gesundheit-oekologie/kliniken-werden-geschlossen-obwohl-das-gesundheitssystem-vor-dem-kollaps-steht-li.132283
(70) https://www.morgenpost.de/bezirke/charlottenburg-wilmersdorf/article231312794/13-Millionen-fuer-Betrieb-der-Corona-Klinik-auf-Messegelaende.html
(71) https://multipolar-magazin.de/artikel/kliniken-2020
(72) https://www.heise.de/tp/features/Ueber-die-ignorierten-Kollateralschaeden-von-Lockdowns-4993947.html
(73) https://2020news.de/analyse-der-sterbezahlen-2020-war-ein-normales-jahr/; https://reitschuster.de/post/ard-framing-zum-trotz-2020-keine-uebersterblichkeit/;https://de.rt.com/inland/112574-lmu-statistiker-keine-corona-uebersterblichkeit/
(74) https://www.pnas.org/content/118/9/e2020834118
(75) https://ourworldindata.org/
(76) https://reitschuster.de/post/der-schwedische-weg-was-die-zahlen-sagen; https://reitschuster.de/post/schweden-gleiche-todesraten-ohne-lockdown/
(77) https://www.welt.de/politik/ausland/plus228894847/US-Bundesstaat-Weniger-Tote-ohne-Lockdown-Hatte-Florida-am-Ende-doch-recht.html
(78) https://www.nature.com/articles/s41598-021-84092-1
(79) https://www.frontiersin.org/articles/10.3389/fmed.2020.580361/full
(80) https://www.heise.de/tp/features/Warum-die-Wirksamkeit-des-Lockdowns-wissenschaftlich-nicht-bewiesen-ist-4992909.html
(81) https://onlinelibrary.wiley.com/doi/10.1111/eci.13484
(82) https://www.frontiersin.org/articles/10.3389/fpubh.2020.604339/full
(83) https://www.thelancet.com/journals/eclinm/article/PIIS2589-5370(20)30208-X/fulltext#seccesectitle0018

(84) https://ourworldindata.org/
(85) https://www.focus.de/gesundheit/news/coronavirus-ueberraschend-viele-covid-19-faelle-in-afrika_id_13008286.html
(86) https://www.welt.de/debatte/plus215257850/Covid-19-Was-die-Sterbedaten-der-verschiedenen-Laender-verraten.html
(87) https://www.apotheken-umschau.de/krankheiten-symptome/infektionskrankheiten/coronavirus/mit-alltagsmasken-op-masken-aufwerten-762661.html
(88) https://www.tagesschau.de/inland/faq-ffp2-masken-nutzen-wirkung-103.html?utm_source=pocket-newtab-global-de-DE
(89) https://www.merkur.de/welt/corona-ffp2-masken-deutschland-stiftung-warentest-partikel-fiasko-zr-90231445.html
(90) https://www.rki.de/SharedDocs/FAQ/NCOV2019/gesamt.html
(91) https://www.krankenhaushygiene.de/informationen/824; https://www.krankenhaushygiene.de/pdfdata/presse/2021_03_31_FFP2-Masken-Berlin.pdf
(92) https://www.ecdc.europa.eu/sites/default/files/documents/covid-19-face-masks-community-first-update.pdf
(93) https://multipolar-magazin.de/artikel/die-maske-aus-der-schuhfabrik
(94) https://pubmed.ncbi.nlm.nih.gov/33042359/
(95) https://www.daserste.de/information/wirtschaft-boerse/plusminus/sendung/swr/masken-debakel-100.html
(96) https://www.thieme-connect.com/products/ejournals/html/10.1055/a-1174-6591
(97) https://msphere.asm.org/content/msph/5/5/e00637-20.full.pdf; https://www.thelancet.com/journals/landig/article/PIIS2589-7500(20)30293-4/fulltext; https://www.aerzteblatt.de/nachrichten/120319/COVID-19-Wirksamkeit-des-Mund-Nasen-Schutzes
(98) https://www.acpjournals.org/doi/10.7326/M20-6817
(99) https://www.cochrane.org/CD006207/ARI_do-physical-measures-such-hand-washing-or-wearing-masks-stop-or-slow-down-spread-respiratory-viruses ; https://www.cebm.net/covid-19/masking-lack-of-evidence-with-politics/; https://www.medrxiv.org/content/10.1101/2020.05.01.20088260v1.full.pdf ; https://www.cidrap.umn.edu/news-perspective/2020/04/commentary-masks-all-covid-19-not-based-sound-data
(100) https://pubmed.ncbi.nlm.nih.gov/32932652/; https://www.hna.de/kassel/kassel-corona-psychologin-maske-folgen-psyche-schaden-90007521.html
(101) https://pubmed.ncbi.nlm.nih.gov/33353989/; https://pubmed.ncbi.nlm.nih.gov/32917303/
(102) https://www.kinderarzteugenjanzen.com/ergebnisse-der-maskendiagnostik
(103) https://pubmed.ncbi.nlm.nih.gov/32453686/
(104) https://www.nature.com/articles/s41467-020-19802-w
(105) https://www.ncbi.nlm.nih.gov/pmc/articles/PMC7195694/; https://www.ncbi.nlm.nih.gov/pmc/articles/PMC7300701/
(106) https://www.nature.com/articles/s41591-020-0843-2
(107) https://link.springer.com/article/10.1007/s10096-020-03913-9
(108) https://www.who.int/news/item/20-01-2021-who-information-notice-for-ivd-users-2020-05
(109) https://www.br.de/mediathek/video/pressekonferenz-12022021-spahn-und-wieler-zur-corona-lage-av:602657dea636b2001a251067
(110) https://www.sueddeutsche.de/gesundheit/grippewelle-coronapandemie-deutschland-1.5204675 ; https://reitschuster.de/post/kommt-der-dauer-lockdown-hat-sich-der-rki-chef-verplappert/ ; https://www.allgaeuer-zeitung.de/leben/rki-keine-grippewelle-2020-2021-aber-menschen-werden-offenbar-nachl%C3%A4ssiger_arid-227367
(111) https://www.deutsche-apotheker-zeitung.de/news/artikel/2021/01/22/warum-gibt-es-wenige-grippeinfektionen-aber-viele-mit-sars-cov-2

（112） https://pubmed.ncbi.nlm.nih.gov/19773292/; https://pubmed.ncbi.nlm.nih.gov/21352792/
（113） https://reitschuster.de/post/corona-in-japan-die-spirale-hat-aufgehoert-sich-zu-drehen/
（114） https://apps.who.int/flumart/Default?ReportNo=10
（115） https://www.biomol.com/de/produkte/primer/qpcr-primer/covid-19-sars-cov-2-triplex-rt-qpcr-detection-kit-g-va0001.100 zuletzt abgerufen 08.04.2021
（116） https://onlinelibrary.wiley.com/doi/full/10.1111/eci.13423; https://www.thelancet.com/journals/lancet/article/PIIS0140-6736(21)00193-8/fulltext
（117） https://www.tagesschau.de/wirtschaft/bip-bricht-um-fuenf-prozent-ein-101.html
（118） https://www.tagesspiegel.de/wirtschaft/regierung-erwartet-2021-wachstum-von-drei-prozent-altmaier-rechnet-nicht-mit-insolvenzwelle/26857364.html
（119） https://onlinelibrary.wiley.com/doi/full/10.1111/eci.13423
（120） https://tkp.at/2020/07/31/lockdown-hat-laut-studie-im-uk-21-000-menschen-getoetet/
（121） https://pubmed.ncbi.nlm.nih.gov/32988988/
（122） https://pubmed.ncbi.nlm.nih.gov/32349991/
（123） https://pubmed.ncbi.nlm.nih.gov/32702310/
（124） https://pubmed.ncbi.nlm.nih.gov/32467244/
（125） https://www.aerzteblatt.de/archiv/218200/COVID-19-Pandemie-Historisch-niedrige-Bettenauslastung
（126） https://m.bild.de/politik/inland/politik-inland/onkologe-schlaegt-alarm-mehr-krebstote-durch-corona-75806600
（127） https://www.mdr.de/nachrichten/deutschland/panorama/krankenhaus-report-aok-100.html
（128） https://www.heise.de/tp/features/Ueber-die-ignorierten-Kollateralschaeden-von-Lockdowns-4993947.html
（129） https://www.spiegel.de/wissenschaft/wegen-corona-pandemie-who-befuerchtet-tausende-zusaetzliche-malaria-tote-a-67bb2c45-27ce-4a08-9587-714512a015b9; https://www.who.int/publications/i/item/9789240015791
（130） https://www.mdr.de/nachrichten/deutschland/panorama/welthungerhilfe-milliarden-gefaehrdet-100.html; https://www.welthungerhilfe.de/welternaehrung/rubriken/krisen-humanitaere-hilfe/covid-19-welthungerhilfe-warnt-vor-ernaehrungskrise/
（131） Eine verlorene Kindheit? Hirnforscher Gerald Hther warnt: Lockdown schadet Kindern langfristig — RT DE
（132） https://www.lernen-aus-corona.de/lockdown-und-psyche/
（133） https://offener-brief-kiju.de/
（134） https://www.kleinezeitung.at/international/corona/5928381/Kein-Platz-mehr_KinderPsychiatrie-in-Wien-schlaegt-Alarm; https://wien.orf.at/stories/3087068/
（135） https://www.echtemamas.de/erste-studien-zeigen-was-der-lockdown-mit-kindern-macht/
（136） https://www.rnd.de/gesundheit/corona-hilferufe-von-kindern-und-jugendlichen-nehmen-zu-viele-haben-suizid-gedanken-ENE6RYV23VFSTIGSWLWGH322JA.html
（137） https://www.researchgate.net/publication/344240007_Unusual_Features_of_the_SARS-CoV-2_Genome_Suggesting_Sophisticated_Laboratory_Modification_Rather_Than_Natural_Evolution_and_Delineation_of_Its_Probable_Synthetic_Route
（138） https://www.prnewswire.com/news-releases/new-study-by-dr-steven-quay-concludes-that-sars-cov-2-came-from-a-laboratory-301217952.html
（139） https://www.ndr.de/nachrichten/hamburg/Hamburger-Forscher-Coronavirus-stammt-wohl-aus-Labor,corona6764.html ; https://www.researchgate.net/

publication/349302406_Studie_zum_Ursprung_der_Coronavirus-Pandemie
（140）https://www.who.int/bulletin/online_first/BLT.20.265892.pdf
（141）https://www.aerzteblatt.de/archiv/217226/Empfehlungen-zur-stationaeren-Therapie-von-Patienten-mit-COVID-19
（142）https://de.statista.com/statistik/daten/studie/1104173/umfrage/todesfaelle-aufgrund-des-coronavirus-in-deutschland-nach-geschlecht/
（143）https://www.ndr.de/nachrichten/info/Coronavirus-Blog-Die-Lage-am-Donnerstag-18-Februar-,coronaliveticker846.html ; https://www.netdoktor.at/coronavirus/corona-tote-meist-aelter-und-mit-vorerkrankungen-10773368
（144）https://www.thoracic.org/statements/resources/tb-opi/idsaats-cap.pdf
（145）https://www.bmi.bund.de/SharedDocs/downloads/DE/veroeffentlichungen/2020/corona/szenarienpapier-covid19.pdf?__blob=publicationFile&v=6
（146）https://www.apotheken-umschau.de/krankheiten-symptome/infektionskrankheiten/langzeitfolgen-von-infektionskrankheiten-768225.html
（147）https://www.medrxiv.org/content/10.1101/2020.12.04.20244145v2.full
（148）https://www.medrxiv.org/content/10.1101/2020.10.19.20214494v1
（149）https://www.ons.gov.uk/news/statementsandletters/theprevalenceoflongcovidsymptomsandcovid19complications
（150）https://onlinelibrary.wiley.com/doi/epdf/10.1002/path.4461
（151）https://pubmed.ncbi.nlm.nih.gov/33710597/
（152）https://aacnjournals.org/ajcconline/article-abstract/27/1/67/4116/Outcomes-of-Acute-Kidney-Injury-in-Patients-With?redirectedFrom=fulltext ; https://academic.oup.com/ije/article-abstract/7/3/231/755276?redirectedFrom=fulltext ; https://www.sciencedirect.com/science/article/pii/S1570963911001968?via%3Dihub
（153）https://www.ncbi.nlm.nih.gov/pmc/articles/PMC7832720/
（154）https://pubmed.ncbi.nlm.nih.gov/32887634/
（155）https://pubmed.ncbi.nlm.nih.gov/32437596/
（156）https://www.sciencedirect.com/science/article/abs/pii/S0046817720302008
（157）https://apps.who.int/iris/handle/10665/40557; https://icd.who.int/icd11refguide/en/index.html
（158）https://www.cmaj.ca/content/cmaj/158/10/1317.full.pdf; https://www.cancer.org/latest-news/understanding-cancer-death-rates.html
（159）https://www.who.int/classifications/icd/Guidelines_Cause_of_Death_COVID-19.pdf?ua=1
（160）https://www.cebm.net/covid-19/death-certificate-data-covid-19-as-the-underlying-cause-of-death/
（161）https://www.lgl.bayern.de/gesundheit/infektionsschutz/infektionskrankheiten_a_z/coronavirus/karte_coronavirus/
（162）https://www.aerzteblatt.de/nachrichten/120950/Grossteil-der-Coronatoten-an-statt-mit-COVID-19-gestorben
（163）https://pubmed.ncbi.nlm.nih.gov/33608563/
（164）https://www.sciencedirect.com/science/article/pii/S0002944010604701
（165）https://www.cell.com/immunity/fulltext/S1074-7613(16)30160-1?_returnURL=https%3A%2F%2Flinkinghub.elsevier.com%2Fretrieve%2Fpii%2FS1074761316301601%3Fshowall%3Dtrue
（166）https://www.researchsquare.com/article/rs-35331/v1
（167）https://www.cell.com/cell/fulltext/S0092-8674(20)30610-3

（168） https://www.biorxiv.org/content/10.1101/2020.06.29.174888v1
（169） https://science.sciencemag.org/content/368/6494/1012.long
（170） https://www.bundesfinanzministerium.de/Content/DE/Standardartikel/Themen/Schlaglichter/Konjunkturpaket/2020-06-03-eckpunktepapier.pdf?__blob=publicationFile&v=10
（171） https://www.nature.com/articles/d41586-020-00751-9; https://www.sciencemag.org/news/2020/07/scientists-scoff-indian-agencys-plan-have-covid-19-vaccine-ready-use-next-month
（172） https://www.rki.de/SharedDocs/FAQ/COVID-Impfen/gesamt.html
（173） https://www.tandfonline.com/doi/full/10.1080/14760584.2018.1419067; https://www.nature.com/articles/d41586-020-01221-y
（174） https://science.sciencemag.org/content/368/6494/945
（175） https://jamanetwork.com/journals/jama/article-abstract/336928; https://academic.oup.com/aje/article/89/4/422/198849
（176） https://jvi.asm.org/content/87/9/4907.long
（177） https://www.tandfonline.com/doi/full/10.1080/14760584.2018.1419067
（178） https://www.tandfonline.com/doi/full/10.1080/14760584.2018.1419067
（179） https://www.nature.com/articles/3302213
（180） https://link.springer.com/protocol/10.1007%2F978-1-62703-110-3_27
（181） https://www.nature.com/articles/nrd.2017.243
（182） https://www.biorxiv.org/content/10.1101/2020.06.29.174888v1
（183） https://www.europarl.europa.eu/news/de/press-room/20200706IPR82731/parlament-will-entwicklung-von-covid-19-impfstoffen-beschleunigen
（184） https://www.aerzteblatt.de/archiv/216361/Vorerkrankungen-Risikogruppen-sind-jetzt-bekannt
（185） https://jamanetwork.com/journals/jamainternalmedicine/fullarticle/2771091
（186） https://www.ema.europa.eu/en/documents/product-information/comirnaty-epar-product-information_de.pdf
（187） https://www.sciencedirect.com/science/article/pii/S1521661621000024?via%3Dihub
（188） https://m.dw.com/en/india-pfizer-withdraws-covid-vaccine-application-for-emergency-use/a-56462616
（189） https://www.biorxiv.org/content/10.1101/2020.12.11.421008v1
（190） https://www.nejm.org/doi/full/10.1056/NEJMoa2024671
（191） https://www.nature.com/articles/s41586-020-2608-yds
（192） https://science.sciencemag.org/content/368/6494/1012.long
（193） https://www.nejm.org/doi/full/10.1056/NEJMoa2034577?query=featured_home
（194） https://www.bmj.com/content/371/bmj.m4037
（195） https://pubmed.ncbi.nlm.nih.gov/32453686/; https://www.nature.com/articles/s41467-020-19802-w; https://www.nature.com/articles/s41467-020-19802-w
（196） https://www.rki.de/DE/Home/homepage_node.html
（197） https://papers.ssrn.com/sol3/papers.cfm?abstract_id=3777268

（198） https://www.who.int/news/item/20-01-2021-who-information-notice-for-ivd-users-2020-05
（199） https://www.ncbi.nlm.nih.gov/pmc/articles/PMC7445431/
（200） https://www.aerztezeitung.de/Nachrichten/AstraZeneca-stoppt-Corona-Impfstudien-412708.html
（201） https://www.rki.de/DE/Content/Infekt/Impfen/Materialien/Downloads-COVID-19/Aufklaerungsbogen-de.pdf?__blob=publicationFile
（202） https://wonder.cdc.gov/
（203） https://www.nejm.org/doi/full/10.1056/NEJMra2035343
（204） https://www.ncbi.nlm.nih.gov/pmc/articles/PMC6829615/
（205） https://www.ncbi.nlm.nih.gov/pmc/articles/PMC6383180/
（206） https://jvi.asm.org/content/85/20/10582
（207） https://www.jstage.jst.go.jp/article/jvms/60/1/60_1_49/_article
（208） https://jbiomedsci.biomedcentral.com/articles/10.1186/s12929-020-00695-2
（209） https://onlinelibrary.wiley.com/doi/10.1111/ijcp.13795
（210） https://www.researchsquare.com/article/rs-35331/v1; https://www.cell.com/cell/fulltext/S0092-8674(20)30610-3.
（211） https://www.biorxiv.org/content/10.1101/2020.06.29.174888v ; https://www.biorxiv.org/content/10.1101/2020.06.29.174888v1 ; https://www.merkur.de/welt/corona-schwedenimmunitaet-infektion-studie-pandemie-stockholmforscher-t-gedaechtniszellen-zr-90038510.html
（212） https://onlinelibrary.wiley.com/doi/abs/10.1002/adma.201906274
（213） https://www.rki.de/DE/Content/Gesundheitsmonitoring/JoHM/2020/JoHM_Inhalt_20_S11.html
（214） https://tkp.at/2021/03/02/pfizer-ceo-bezeichnet-israel-als-grosses-impf-labor/
（215） https://www.aerzteblatt.de/nachrichten/121179/Analyse-in-Israel-bestaetigt-hohe-Wirksamkeit-von-Coronaimpfstoff
（216） https://ourworldindata.org/coronavirus; https://tkp.at/2021/02/17/laender-mit-der-hoechsten-impfrate-haben-hoehere-sterbefaelle-als-andere/
（217） https://ourworldindata.org/coronavirus/country/israel?country=~ISR
（218） https://ourworldindata.org/vaccination-israel-impact
（219） https://report24.news/israel-vierter-lockdown-steht-trotz-massenimpfungen-bevor/
（220） https://www.n-tv.de/politik/Lambrecht-fordert-mehr-Rechte-fuer-Geimpfte-article22377763.html; https://de.rt.com/europa/114543-zur-rettung-europaeischen-lebensweise-eu-impfpass-bis-sommer/
（221） https://tkp.at/2021/03/15/haager-strafgerichtshof-behandelt-klage-wegen-verletzung-des-nuernberger-kodex-durch-israelische-regierung-und-pfizer/
（222） https://www.kbv.de/html/48477.php; https://reitschuster.de/post/aerzte-und-apotheker-protestieren-gegen-impf-politik/
（223） https://uploads-ssl.webflow.com/5fa5866942937a4d73918723/601ffc3e56a64132caa3f42f_Open_Letter_from_the_UKMFA_Vaccine_Deaths_Care%20Homes.pdf
（224） https://www.cdc.gov/coronavirus/2019-ncov/vaccines/safety/vaers.html
（225） https://reitschuster.de/post/die-beunruhigenden-zahlen-zu-impfschaeden-und-das-schweigen-der-medien/; https://www.pei.de/SharedDocs/Downloads/DE/newsroom/dossiers/sicherheitsberichte/sicherheitsbericht-27-12-bis-26-02-21.pdf?__blob=publicationFile&v=9
（226） https://report24.news/82-jaehriger-nach-impfung-tot-er-starb-noch-vor-dem-impfzentrum/; https://www.epochtimes.de/politik/ausland/kerngesunde-39-jaehrige-

mutter-stirbt-nach-zweiter-dosis-des-moderna-impfstoffs-a3470544.html
(227) https://report24.news/az-impfung-aus-deutschland-13-faelle-von-hirn-thrombosen-gemeldet/
(228) https://www.ema.europa.eu/en/news/covid-19-vaccine-astrazeneca-benefits-still-outweigh-risks-despite-possible-link-rare-blood-clots
(229) https://report24.news/auch-in-norwegen-astrazeneca-als-thrombose-ausloeser-nachgewiesen/?feed_id=556&_unique_id=60560b4648e83
(230) https://www.rki.de/DE/Content/Gesundheitsmonitoring/JoHM/2020/JoHM_Inhalt_20_S11.html
(231) https://www.epochtimes.de/politik/deutschland/auffaellige-haeufung-der-corona-todesfaelle-nach-impfung-big-data-spezialist-martin-adam-analysiert-rki-zahlen-a3472195.html
(232) https://www.rki.de/DE/Content/InfAZ/N/Neuartiges_Coronavirus/Situationsberichte/Dez_2020/2020-12-08-en.pdf?__blob=publicationFile
(233) https://www.aerzteblatt.de/medizin/originalarbeiten?aid=217880
(234) https://www.welt.de/wissenschaft/article226252963/Corona-Opfer-verloren-laut-RKI-im-Schnitt-9-6-Jahre-Lebenszeit.html
(235) https://www.focus.de/gesundheit/coronavirus/neue-studie-nur-vorerkrankte-menschen-sterben-an-corona-rki-studie-zeigt-jetzt-etwas-anderes_id_12975994.html
(236) https://wellcomeopenresearch.org/articles/5-75 ; https://www.ndr.de/nachrichten/info/Coronavirus-Blog-Die-Lage-am-Donnerstag-18-Februar-,coronaliveticker846.html
(237) https://www.heise.de/tp/features/Corona-Todesfaelle-Die-Maer-von-den-zehn-verlorenen-Lebensjahren-5060636.html; https://vera-lengsfeld.de/2021/03/02/corona-notstandsverordnungen-beruhen-auf-falschen-zahl
(238) https://pubmed.ncbi.nlm.nih.gov/32578052/
(239) https://pubmed.ncbi.nlm.nih.gov/32578052/; https://www.annualreviews.org/doi/10.1146/annurev-virology-012420-022445; https://onlinelibrary.wiley.com/doi/epdf/10.1111/resp.13196
(240) https://www.ncbi.nlm.nih.gov/pmc/articles/PMC3291398/
(241) https://assets.publishing.service.gov.uk/government/uploads/system/uploads/attachment_data/file/961037/NERVTAG_note_on_B.1.1.7_severity_for_SAGE_77__1_.pdf
(242) https://www.medrxiv.org/content/10.1101/2021.01.28.21250680v1.full
(243) https://www.merkur.de/welt/coronavirus-mutation-toedlich-gefahr-sterblichkeit-london-irland-grossbritannien-infektion-90178351.html
(244) https://www.rnd.de/gesundheit/in-grossbritannien-entdeckte-corona-mutation-fuhrt-b117-wirklich-zu-mehr-infektionen-TW6IP7LBPJFANPNBGUBXVX226I.html
(245) https://www.focus.de/gesundheit/news/in-aktuellem-interview-virologe-warnt-vor-mutations-panik-nichts-sensationelles-sondern-ganz-normal_id_12977045.html
(246) https://cov-glue.cvr.gla.ac.uk;https://www.gisaid.org/epiflu-applications/hcov-19-reference-sequence/
(247) https://reitschuster.de/post/wie-die-tagesschau-mit-uebersterblichkeit-trickst/
(248) https://www.ardaudiothek.de/morgenecho-interview/corona-angst-als-herrschaftsinstrument/75295384
(249) https://www.bmi.bund.de/SharedDocs/downloads/DE/veroeffentlichungen/2020/corona/szenarienpapier-covid19.pdf?__blob=publicationFile&v=6
(250) https://www.focus.de/gesundheit/lockdown-und-kollateralschaeden-zahlreiche-seiten-geschwaerzt-wie-kam-es-zur-lockdown-strategie-der-bundesregierung_id_12965163.html
(251) https://reitschuster.de/post/merkel-harter-corona-kurs-ist-politische-entscheidung/
(252) https://www.welt.de/politik/deutschland/article220993632/Markus-Soeder-Todeszahlen-so-hoch-als-wuerde-jeden-Tag-ein-Flugzeug-abstuerzen.html

（253）https://www.bild.de/bild-plus/politik/inland/politik-inland/ethik-professor-aus-bayern-rechnet-mit-soeder-ab-74364050,view=conversionToLogin.bild.html
（254）https://www.watson.de/deutschland/coronavirus/546432301-maximum-an-faellen-wohl-von-juni-bis-august-virologe-drosten-zu-corona
（255）https://www.watson.de/deutschland/coronavirus/546432301-maximum-an-faellen-wohl-von-juni-bis-august-virologe-drosten-zu-corona
（256）https://www.faz.net/aktuell/gesellschaft/gesundheit/coronavirus/drosten-fuer-ueber-50-jaehrige-ohne-corona-impfung-wird-es-brenzlig-17249017.html
（257）https://onlinelibrary.wiley.com/doi/10.1111/eci.13554
（258）https://www.zdf.de/nachrichten/zdfheute-live/videos/schrappe-corona-kritik-video-100.html
（259）https://www.bild.de/politik/inland/politik-inland/darf-nicht-mass-aller-dinge-sein-professoren-rechnen-mit-inzidenz-ab-75814184.bild.html; https://www.covid19.statistik.uni-muenchen.de/newsletter/index.html
（260）https://www.tagesschau.de/inland/rki-exponentielles-wachstum-101.html
（261）https://www.rki.de/DE/Content/InfAZ/N/Neuartiges_Coronavirus/Situationsberichte/Gesamt.html
（262）https://journals.sagepub.com/doi/pdf/10.1177/003335490912400205 ; https://www.ncbi.nlm.nih.gov/pmc/articles/PMC4117488/
（263）https://www.br.de/nachrichten/bayern/versetzter-gesundheitsamts-chef-kritisiert-staatsregierung,SFYyuwS
（264）https://norberthaering.de/die-regenten-der-welt/demonstrationsfreiheit/
（265）https://www.welt.de/politik/deutschland/plus227789681/Hans-Juergen-Papier-Die-Menschen-dieses-Landes-sind-keine-Untertanen.html
（266）https://www.welt.de/debatte/kommentare/article183830806/Hoechstes-deutsches-Gericht-Merkels-Mann-fuer-Karlsruhe-ist-der-richtige.html
（267）https://www.boerse.de/nachrichten/Harbarth-Wer-Gegenwart-Diktatur-nennt-relativiert-Nazi-Herrschaft/31622557
（268）https://www.welt.de/kultur/plus227776037/Richter-klagt-in-Karlsruhe-Was-wir-erleben-ist-verfassungswidrig.html
（269）https://www.focus.de/politik/thueringer-urteil-bringt-regierung-in-erklaerungsnot-corona-hammer-gericht-nennt-lockdown-katastrophale-politische-fehlentscheidung_id_12899284.html
（270）https://www.ebm-netzwerk.de/de/veroeffentlichungen/covid-19
（271）https://www.pandata.org/protocol-for-reopening-society/
（272）https://www.focus.de/gesundheit/news/mediziner-kritisiert-merkel-leidet-unter-kuba-syndrom_id_12971235.html
（273）https://www.merkur.de/politik/angela-merkel-corona-kritik-virologe-klaus-stoehr-deutschland-regeln-strategie-90175458.html
（274）https://www.focus.de/gesundheit/news/hendrik-streeck-im-gespraech-virologe-richtet-appell-an-bundesregierung-holt-kinderaerzte-und-psychologen-in-eure-gremien_id_12958550.html
（275）https://multipolar-magazin.de/artikel/die-mainstream-blase?fbclid=IwAR3Gy3EiCQu-S-dE9UuHqYtnGT70nSZKJjNqK6V27nBzWVaGVv_siaQSnI4; https://clubderklarenworte.de/wp-content/uploads/2021/03/Brief-oeffentlich-rechtlicher-Journalistin.pdf
（276）https://www.aerztezeitung.de/Politik/G20-muss-am-Krisenmanagement-feilen-310407.html
（277）https://www.nzz.ch/feuilleton/die-geschlossene-gesellschaft-und-ihre-neuen-freunde-warum-es-falsch-ist-die-gesundheit-hoeher-zu-gewichten-als-die-menschenwuerde-ld.1609287

◉著者について

スチャリット・バクディ Sucharit Bhakdi
微生物及び感染症・疫病学博士、医師。22年間にわたりヨハネス・グーテンベルク大学、マインツの病理微生物及び衛生学研究所主任教授として医療、教鞭、研究に従事。免疫学、細菌学、ウイルス学及び心臓・循環器疾患の分野で300以上の論文を執筆。数々の賞に輝く。ライラント・ファルツ州からは長年の功績に対して功労賞が授与された。

カリーナ・ライス Karina Reiss
細胞生物学博士、医師。キール大学皮膚科学クリニック教授。15年来、医療、生化学・感染症・細胞生物学の研究に従事。国際的専門誌への60以上の寄稿論文があり、数々の国際的賞を受賞している。

◉監修・解説者について

大橋 眞（おおはし・まこと）
京都大学薬学部卒。医学博士、徳島大学名誉教授、モンゴル国立医科大学客員教授。感染症、免疫学。マラリア・住血吸虫症などの感染症をモデルとした免疫病理学や診断法開発、自己免疫疾患に対するワクチン研究を専門としながら、市民参加の対話型大学教養教育モデルを研究してきた。

◉訳者について

字幕大王（じまくだいおう）
ソフトウェアエンジニアとして30年以上の経験。医療から国際情勢まで、この世界の真実を追究し、世の中に知らしめるため、様々な動画に字幕を付ける活動を行う。ウェブページ：www.jimakudaio.com

リーシャ
日本生まれ。航空会社客室乗務員時代に自然医療に興味を持ち、その後、波動医学を学び、鍼灸師の資格を取得。現在は翻訳・通訳に携わる。ウェブページ：lihsia.com

鄭 基成（チョン・キソン）
翻訳家。上智大学外国語学部ドイツ語学科卒。ドイツルール大学ボーフムにて言語学学術博士号取得、茨城大学名誉教授。訳書に『コロナパンデミックは、本当か？』（日曜社）など。

計画《けいかく》された！
コロナパンデミック

勇気《ゆうき》あるドイツ人科学者《じんかがくしゃ》の告発《こくはつ》

◉著者
スチャリット・バクディ
カリーナ・ライス

◉監修・解説者
大橋《おおはし》 眞《まこと》

◉訳者
字幕大王《じまくだいおう》／リーシャ／鄭《チョン》 基成《キソン》

◉発行日
初版第1刷　2021年10月20日

◉発行者
田中亮介

◉発行所
株式会社 成甲書房

郵便番号101-0051
東京都千代田区神田神保町1-42
振替00160-9-85784
電話 03(3295)1687
E-MAIL　mail@seikoshobo.co.jp

◉印刷・製本
株式会社 シナノ

Printed in Japan, 2021
ISBN978-4-88086-376-4